Kohlhammer

Der Autor

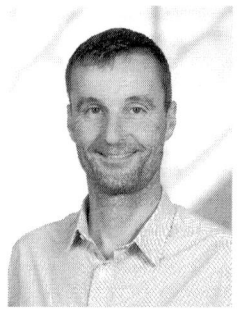
Anton Baier, geb. 1970, Theologe. Tätig als Klinikseelsorger, Schwerpunkt Intensivstation, in Nürnberg. Nach dem Studium in Innsbruck Ausbildung zum Pastoralreferent und Seelsorger in der katholischen Kirche. Berufsbegleitende achtjährige Ausbildung als Biblio- und Psychodramatiker. Weiterentwicklung dieser spirituellen bzw. psychologischen Methoden mit dem Schwerpunkt »Leib als Ausdruck der Seele«. Im Jahr 2006 Einstieg in die Klinikseelsorge, zunächst einige Jahre auf einer geriatrischen Station, dann auf der Intensivstation. Fokus der seelsorglichen Tätigkeit auf der Begleitung von Komapatienten und deren Angehörigen sowie Krisenintervention im Geschehen der Intensivstation und Begleitung von Mitarbeitenden. Leitung der katholischen Klinikseelsorge am Klinikum Nürnberg | Campus Nord.

Auf der Homepage www.koma-tiefenwahrnehmung.de sind Informationen über die aktuelle Arbeit zur Kommunikation mit Komapatienten und Hinweise für die Begegnung mit Komapatienten zu finden.

Anton Baier

Kommunikation mit Komapatienten

Grundlagen und praktische Anwendung der strukturierten Tiefenwahrnehmung

Mit Beiträgen von Frank Erbguth
und Regine Hemmeter

Mit einem Geleitwort von Arnim Geise

Verlag W. Kohlhammer

Dieses Werk einschließlich aller seiner Teile ist urheberrechtlich geschützt. Jede Verwendung außerhalb der engen Grenzen des Urheberrechts ist ohne Zustimmung des Verlags unzulässig und strafbar. Das gilt insbesondere für Vervielfältigungen, Übersetzungen, Mikroverfilmungen und für die Einspeicherung und Verarbeitung in elektronischen Systemen.

Pharmakologische Daten, d. h. u. a. Angaben von Medikamenten, ihren Dosierungen und Applikationen, verändern sich fortlaufend durch klinische Erfahrung, pharmakologische Forschung und Änderung von Produktionsverfahren. Verlag und Autoren haben große Sorgfalt darauf gelegt, dass alle in diesem Buch gemachten Angaben dem derzeitigen Wissensstand entsprechen. Da jedoch die Medizin als Wissenschaft ständig im Fluss ist, da menschliche Irrtümer und Druckfehler nie völlig auszuschließen sind, können Verlag und Autoren hierfür jedoch keine Gewähr und Haftung übernehmen. Jeder Benutzer ist daher dringend angehalten, die gemachten Angaben, insbesondere in Hinsicht auf Arzneimittelnamen, enthaltene Wirkstoffe, spezifische Anwendungsbereiche und Dosierungen anhand des Medikamentenbeipackzettels und der entsprechenden Fachinformationen zu überprüfen und in eigener Verantwortung im Bereich der Patientenversorgung zu handeln. Aufgrund der Auswahl häufig angewendeter Arzneimittel besteht kein Anspruch auf Vollständigkeit.

Die Wiedergabe von Warenbezeichnungen, Handelsnamen und sonstigen Kennzeichen in diesem Buch berechtigt nicht zu der Annahme, dass diese von jedermann frei benutzt werden dürfen. Vielmehr kann es sich auch dann um eingetragene Warenzeichen oder sonstige geschützte Kennzeichen handeln, wenn sie nicht eigens als solche gekennzeichnet sind.

Es konnten nicht alle Rechtsinhaber von Abbildungen ermittelt werden. Sollte dem Verlag gegenüber der Nachweis der Rechtsinhaberschaft geführt werden, wird das branchenübliche Honorar nachträglich gezahlt.

Dieses Werk enthält Hinweise/Links zu externen Websites Dritter, auf deren Inhalt der Verlag keinen Einfluss hat und die der Haftung der jeweiligen Seitenanbieter oder -betreiber unterliegen. Zum Zeitpunkt der Verlinkung wurden die externen Websites auf mögliche Rechtsverstöße überprüft und dabei keine Rechtsverletzung festgestellt. Ohne konkrete Hinweise auf eine solche Rechtsverletzung ist eine permanente inhaltliche Kontrolle der verlinkten Seiten nicht zumutbar. Sollten jedoch Rechtsverletzungen bekannt werden, werden die betroffenen externen Links soweit möglich unverzüglich entfernt.

1. Auflage 2025

Alle Rechte vorbehalten
© W. Kohlhammer GmbH, Stuttgart
Gesamtherstellung: W. Kohlhammer GmbH, Stuttgart

Print:
ISBN 978-3-17-044758-5

E-Book-Formate:
pdf: ISBN 978-3-17-044759-2
epub: ISBN 978-3-17-044760-8

Ich widme dieses kleine Buch großartigen Menschen, die mir viel vom Geheimnis des Lebens durch ihr Dasein gezeigt haben: meiner Frau Christine und meinen Kindern sowie den Patientinnen und Patienten im Koma, denen ich im Schweigen, im Wahrnehmen und in Resonanz begegnen durfte.

Geleitwort

von Dr. Arnim Geise[1]

Als Herr Baier vor fünf Jahren in meinem Büro saß und mir seine Idee vorstellte, dass er (so fasse ich in meinen Worten zusammen) mit einigen wenigen Kolleginnen und Kollegen komatöse Patienten unserer Station besuchen wolle, um mit diesen anhand eines strukturierten Prozesses zu kommunizieren, war ich sehr skeptisch. Schließlich definieren wir Schulmediziner das Koma ja gerade als besonders schwere Bewusstseinsstörung, aus der man eben nicht erweckt werden kann. Das impliziert natürlich nicht zwingend, dass man nicht empfinden kann. Auch wir sprechen zu unseren Komapatienten; wir erklären ihnen immer, was wir gerade mit ihnen machen. Und wenn es nur das vorsichtige Umlagern einer Hand ist. Auch geben wir ihnen vor schmerzhaften Eingriffen ausreichend Schmerzmittel. Aber die Vorstellung, dass sich diese Komapatienten auch aktiv mitteilen können, also Informationen nicht nur empfangen, sondern auch senden können, ist schon schwieriger. Insbesondere wenn es über konkretere Informationen wie Schmerz, Stress oder Angst hinausgeht. In diesen Fällen können wir z. B. einen Anstieg von Puls oder Blutdruck an unseren Monitoren erkennen. Andererseits haben wir Behandelnden immer wieder das Gefühl, als teile uns der Patient etwas mit. Und auch Angehörige berichten uns das häufig. Aber was ist real? Was ist (Fehl-)Interpretation? Was macht der Behandler beispielsweise mit der Information, wenn die Ehegattin eines tief komatösen Patienten berichtet, sie habe das *Gefühl*, ihr Mann habe *sich aufgegeben und wolle nicht mehr.* Kann das Grundlage einer Therapieentscheidung sein?

Kommunikation ist schon unter »wachen« Menschen ein schwieriges Feld voller Missverständnisse. Aber basierend auf unserer langjährigen vertrauensvollen Zusammenarbeit zwischen Klinikseelsorge und mir als Leiter der Intensivstation wollte ich diesem spannenden Projekt nicht im Wege stehen. Ich war mir sicher, wir würden unseren Patienten nicht schaden. Das war die Grundvoraussetzung.

Und ich erwartete von diesem Projekt nur, dass es bestätigen würde: Ein Krankenhaus ist keine Fabrik. Wir stellen keine Schrauben her. Wir behandeln Menschen, und ein Mensch ist viel mehr als die Summe seiner medizinischen Diagnosen. Das gerät in einer hoch technisierten Medizin schnell aus dem Blick. Insbesondere auf einer Intensivstation der maximalen Versorgungsstufe. Weit über 100 Mitarbeitende behandeln in 40 Betten mit über 1.500 technischen Geräten Patienten und eigentlich auch deren Angehörige. Alles, was dazu beiträgt, den Menschen in seiner Gesamtheit ins Bewusstsein zu rücken, ist in so einem Umfeld wichtig.

---

[1] Bereichsleitender Oberarzt der internistischen Intensivstation am Klinikum Nürnberg, Campus Nord.

Ich hatte zunächst nur die Hoffnung, dass dieses Projekt hierzu beitragen würde. Es kommt ein Mensch zum Patienten, ohne konkrete medizinische Aufgabe, setzt sich zu ihm oder steht bei ihm, ist »einfach nur da« und nimmt den Menschen wahr. Ohne sich um Diagnosen oder medizinische Probleme zu kümmern. Das ist ein ganz starkes Zeichen für das medizinische Fachpersonal, das auch nicht selten die Möglichkeit eröffnet, den Patienten aus einer anderen Perspektive zu betrachten. Wir alle sind auf der Suche nach Resonanz.

Diese Hoffnung hat sich voll erfüllt. Das Team der Tiefenwahrnehmung ist auf der Station voll akzeptiert. Man erkennt das beispielsweise daran, wie bereitwillig ihm die Besuchszeiten ermöglicht werden, um die herum ja dann z. B. die pflegerischen Tätigkeiten organisiert werden müssen. Und auch wenn man es ja nicht konkret messen kann, bin ich überzeugt, dass es einen wichtigen Beitrag zum »menschlichen Geist« beigetragen hat, der die Station prägt.

Auf welchen spannenden Weg uns das Projekt darüber hinaus gebracht hat, beschreibt dieses Buch von Anton Baier eindrucksvoll. Ich hätte das nicht für möglich gehalten. Für mich ist es immer noch viel mehr ein Weg des Staunens und Beobachtens, manchmal des Ahnens, weniger des Wissens. Ein spannender Weg, sicher auch ein Weg mit Risiken. Aber ein Weg, den es sich weiter gemeinsam zu gehen lohnt.

Vorwort

»Überall geht ein frühes Ahnen dem späteren Wissen voraus.« Dieser Satz, der Alexander von Humboldt zugeschrieben wird, begleitet mich. Seit vielen Jahren arbeite ich als Seelsorger auf einer Intensivstation. Die oft schwere Diagnose, die eine bittere Wahrheit über das Leben des Patienten eröffnet, ist ein Teil des Ganzen. Der andere Teil ist die Vielschichtigkeit, wie Menschen damit umgehen. Die strukturelle Chance meines Dienstes ist es, Zeit zu haben und Raum zu geben für Resonanz und Reaktionen. Aber das geschieht nicht isoliert neben all der anderen, großartigen Arbeit, die von den Mitarbeitenden geleistet wird. Im besten Fall gelingt es, verschiedene Sinnstränge aus Medizin, Pflege, Therapie und Seelsorge zusammenzuführen und so einem Menschen zu dienen, dass er seinen Weg gehen kann. Es braucht Aufmerksamkeit und Wahrnehmung auf verschiedenen Ebenen, zusammen mit dem Mut einer komplementären Sichtweise ohne Konkurrenz. Deshalb ist es mir wichtig, einen Weg zu einer Kommunikation mit Patienten in anderen Bewusstseinszuständen zu beschreiben, um im gemeinsamen Austausch anschlussfähig zu bleiben und voneinander lernen zu können.[2]

Anton Baier, im Februar 2023

---

2   Alles Erzählen und Zitieren aus dem Erleben mit Patienten wurde zum Schutz der Personen anonymisiert und verfremdet.

Inhalt

Geleitwort 7
von Dr. Arnim Geise

Vorwort 9

Übersicht des Zusatzmaterials zum Download 13

1 Einleitung: Wozu Tiefenwahrnehmung? 15

2 Lebensraum Intensivstation: Ort intensiven Lebens 18
    2.1   Entdeckungen 20
    2.2   Grenzfragen 22

3 Neurologische Aspekte von Bewusstsein, Wahrnehmung und Koma 24
Ein Beitrag von Dr. Frank Erbguth
    3.1   Das »abgeschaltete« Bewusstsein 24
    3.2   Was ist ein Koma? 25
    3.3   Das Bewusstsein und seine Störungen 25
    3.4   Koma und seine Abgrenzung zu anderen Gehirnstörungen . 27
    3.5   Koma bei primären und sekundären Gehirnschädigungen .. 30
    3.6   Besondere Wahrnehmungen des Gehirns »in Not«: Nahtod-Erlebnisse 30
    3.7   »Künstliches Koma«: Analgosedierung auf der Intensivstation 31
    3.8   Gehirnaktivität im Schlaf 32
    3.9   Bedeutung für die Tiefenwahrnehmung 33

4 Das Projekt 34
    4.1   Struktur zur Tiefenwahrnehmung 36
    4.2   Einführung in die Tiefenwahrnehmung 40

5 Anwendungsbeispiele für Tiefenwahrnehmung 61
    5.1   Begleitung von Patienten und Angehörigen 61
    5.2   Tiefenwahrnehmung im transpersonalen Raum 69

6	**Zum Schluss**		**75**
	6.1	Vorsicht und Mut	75
	6.2	Praktische Hinweise	76

Danksagung **79**

Zusatzmaterial zum Download **80**

Literatur **81**

Weiterführende Literatur **83**

Stichwortverzeichnis **85**

Übersicht des Zusatzmaterials zum Download

> **Zusatzmaterial**
>
> Das folgende Zusatzmaterial ist enthalten (Hinweise zum Download finden im Kapitel »Zusatzmaterial zum Download« vor dem Literaturverzeichnis).

- Leitfaden »Struktur zur Tiefenwahrnehmung«

1 Einleitung: Wozu Tiefenwahrnehmung?

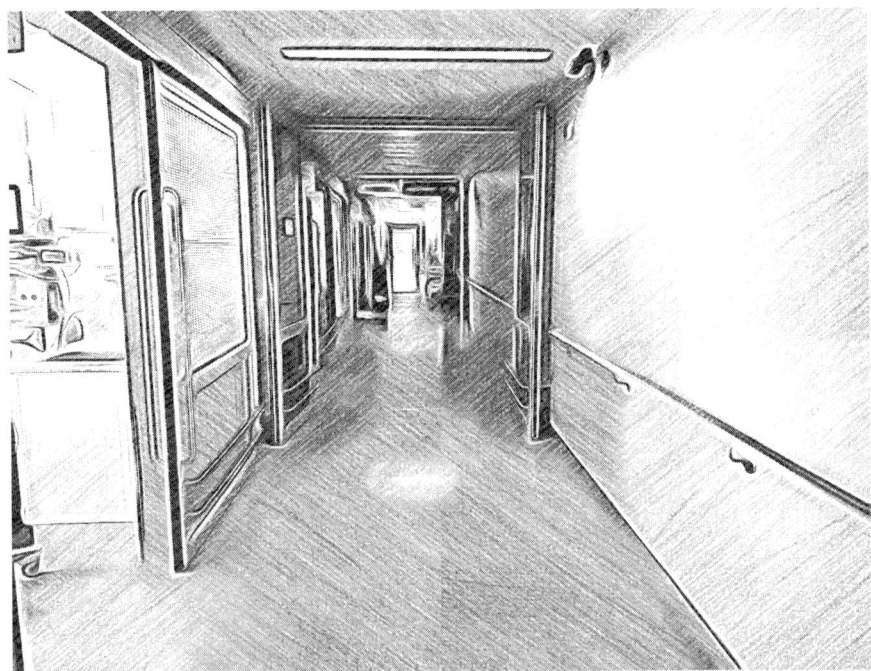

Der lange Gang der Intensivstation. Für viele Patienten ein Bild für die Wirklichkeit, die sie dort erfahren: Sie haben einen langen Weg vor sich. Je länger sie da sind, um so bedeutender wird für sie und die anderen Beteiligten die Frage, wie sie sich zu einem möglichen Ziel der Behandlung verhalten. Auch der Patient, der nicht sprechen kann, hat etwas zu sagen. Welche Veränderung in der Kommunikationsperspektive braucht es, um ihn zu verstehen und ihm eine Resonanz zu geben?

Tiefenwahrnehmung (oder Raumwahrnehmung) ist ein Begriff aus der Wahrnehmungspsychologie. Ausgehend von der Position des Betrachters wird damit beschrieben, wie im Zusammenspiel von Bewegungsästhetik, Akustik und visueller Erfahrung die Wahrnehmung eines Raumes möglich wird.

Wir haben den Begriff auf die Wahrnehmung von Komapatienten übertragen. Ausgangspunkt ist die innere Positionierung des Besuchenden, die durch Introspektion am Anfang eines Kontaktes erfolgt. Danach folgt die visuelle, akustische, sensitive und intuitive Aufmerksamkeit für den Patienten. Alles, was sich im äußeren und inneren Raumgeschehen ausdrückt, betrachten wir als Beziehungsgeschehen zwischen zwei Menschen in unterschiedlichen Bewusstseinslagen. Mit anderen Worten: Oberflächlich sehen wir einen Menschen, der auf übliche Kommunikationsangebote nicht reagiert. In der Tiefenwahrnehmung entdecken wir die Begegnung mit einem Menschen, der seine Anteilnahme am Geschehen in einer anderen Weise ausdrückt. Die neurologische Bewertung des Bewusstseins und der Resonanzfähigkeit eines Menschen im Koma bestärken die Haltung, dass dieser Mensch nicht abwesend ist. Er ist auf einer anderen Ebene gegenwärtig und resonanzfähig, auf der er etwas zeigt. Darauf wollen wir achten, denn wahrgenommene Beziehungsfähigkeit ist die Grundlage menschlicher Existenz.

Warum sich um ein solches Thema in einem Grenzbereich bemühen? Alle Mitarbeitenden auf der Intensivstation – ärztliches und therapeutisches Personal, Pflegende und Seelsorgende – können ihre Arbeit machen, ohne sich mit Wahrnehmung oder gar Tiefenwahrnehmung als Kommunikation zu beschäftigen. Es kann sogar gut sein, in manchen Situationen funktional und *bewusst* Anderes ausblendend zu arbeiten. Der Patient wird trotzdem professionell und gut behandelt. Wenn der Patient dabei im Koma[3] ist und nicht spricht, so stellt das für die Behandlung kein Problem dar.

Allerdings geht es auf einer Intensivstation fast immer um Grenzbereiche. Die Intensivstation ist nicht nur ein Ort, wo man viel im Griff haben muss, sondern wo es auch Ergriffenheit und phänomenologische Grenzerfahrungen gibt. Das wird deutlich, wenn erfahrbar wird, dass ein Mensch mehr als die Diagnose und die zu erfassenden Parameter ist. Die Beteiligten sind berührt, dass er mit den Interventionen und Angeboten anders umgeht, als es zu erwarten wäre und erhofft wurde. Dann ist zu spüren, dass das, was mit und an einem Menschen vorgeht, mehr als ein technischer Vorgang ist, auf den man mit genauen Abläufen reagiert. Diese Erfahrung weist eine Spur, vielleicht anders zu handeln oder mit dem Menschen zu interagieren.

Die Berufsgruppen der Intensivstation arbeiten mit unterschiedlichem Können und Perspektiven daran, Menschen in einer körperlichen existenziellen Bedrohung zu helfen und beizustehen. Diese Aufgabe kann jeder von ihnen gut erfüllen. Dazu gehört aber auch, darauf zu schauen, wie sich der Patient zum Angebot der Hilfe verhält. Echte Hilfe ist, den anderen wahrzunehmen und damit umzugehen, wie er sich zeigt und was er annehmen kann oder will. Das geht das Schaffen aller an. Mit Menschen in Wachzuständen ist das eher leicht. Da kann man sich meistens über die Sprache oder eine Geste verständigen und Resonanz einholen. Aber wie ist es, wenn die Sprache versagt? Dann wird eher *über* einen Menschen gesprochen als mit ihm. Dabei kann er leicht in die Objekthaftigkeit abgleiten. Schmerzempfinden, Angsterfahrung, körperliches Leid und das Wachbewusstsein können medikamentös ausgeschaltet werden. Trotzdem zeigt sich der Mensch aus dem Tiefenbewusstsein heraus: Auch wer nicht sprechen kann, hat viel zu sagen. Das würde im Umgang mit

---

3 Wenn hier von *Koma* die Rede ist, bezieht sich das auf Patienten, die sich nach der *Richmond Agitation Sedation Scale (RASS)* auf den Stufen - 4 (Tiefe Sedierung. Keine Reaktion auf Ansprache, aber irgendeine Bewegung auf körperlichen Reiz.) und - 5 (Nicht erweckbar. Keine Reaktion auf Ansprache oder körperlichen Reiz.) befinden.

ihm bedeuten, auf Regungen und Resonanzen zu achten, die aus dem tieferen Bewusstsein kommen könnten. Dieses ist auch im Koma aktiv, denn es gibt »dort« beispielsweise Träume und Erfahrungen. Es wäre ein Trugschluss, aus der medizinischen Bewusstlosigkeit einen völligen Verlust des Bewusstseins abzuleiten. Das wird weder Menschen in anderen Bewusstseinszuständen noch den Behandelnden gerecht.

Bei der Arbeit in genau diesem Grenzbereich kann die *Struktur zur Tiefenwahrnehmung* helfen, für Möglichkeiten einer Wahrnehmung und Kommunikation jenseits der Sprache und in verschiedenen Bewusstseinsebenen zu sensibilisieren. Sie kann einen Diskurs in einem Team anregen, in Einzelbegegnungen hilfreich sein und in Grenzsituationen erweiterte Wahrnehmungs- und Kommunikationshaltungen eröffnen. Das kann aktuell oder retrospektiv umgesetzt werden.

Dieser Leitfaden beansprucht keine Deutungshoheit. Er ist als Übungsweg innerhalb einer Intensivstation entstanden, auf der eine Kultur der Achtsamkeit gelebt wird: tägliche gemeinsame Übergabe mit Team- und Ethik-Timeout, Kommunikation quer durch die Hierarchien sowie ein aufmerksamer, integrierender Umgang mit Angehörigen. Die Kunst der Intensivmedizin ist verbunden mit dem Interesse, Menschen und deren Geschichten, die mitschwingen, zu verstehen und damit umzugehen.

2 Lebensraum Intensivstation: Ort intensiven Lebens

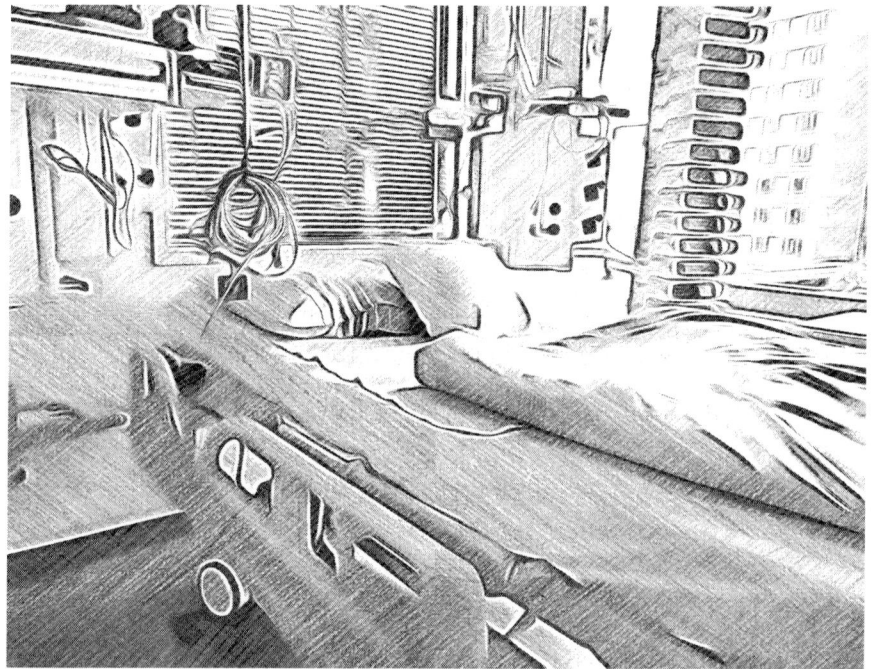

Das Bett eines Intensivpatienten ist sein Lebens- und Erlebensraum in einer Situation, in der um sein körperliches Überleben gekämpft wird. Seine Präsenz entfaltet sich auf gut 1,5 Quadratmetern. Er zeigt sich, drückt sich aus und interagiert mit den Behandelnden und denen, die ihn besuchen.

Die Intensivstation ist potenziell ein Ort der Entfremdung. Die technische Fähigkeit zur Manipulation der Vitalfunktionen eines Menschen ist hoch. Man kann die Atmung unterstützen und detailliert steuern oder Organersatzverfahren einsetzen, die einzelne Organfunktionen oder sogar ganze Organe zumindest zeitweise ersetzen können. Alles in allem bedeutet dies weniger oder mehr Intervention zum körperlichen Überleben. Dabei müssen Eingriffe in einer hohen Distanz zur leiblichen und seelischen Einheit und Unversehrtheit des Menschen durchgeführt werden. Die Handelnden agieren in emotionalem Abstand, um durch maximale Manipulation und Überbrückung von Dysfunktionen die Körperlichkeit des Menschen zu retten. Der zu Rettende ist in einem Bewusstseinszustand, der unterschiedlich beschrieben werden kann: Sein Bewusstseinszustand ist vom Wachbewusstsein unterschieden, er ist bewusstlos, er ist in die Bewusstlosigkeit gefallen, ist sediert worden, wurde ins Koma gelegt oder ist ins Koma gefallen. Schon die Unterschiedlichkeit, wie über den Zustand der Abwesenheit einer reflektierenden geistigen Präsenz gesprochen werden kann, verdeutlicht, dass dabei nicht die Rede von der Auflösung des Subjekts sein kann: »*Er bekommt nichts mehr mit*« beschreibt eine Vereinfachung, die die maximale Manipulation erleichtert oder gar erst möglich macht. Damit ist aber keine Aussage über den Persönlichkeitszustand, in dem sich der Mensch befindet, gemacht. Wenn ein Mensch im Moment der Intubation oder der Anlage eines Organersatzverfahrens dem Objekthaften näher scheint als seiner Subjekthaftigkeit, ist er aus seiner untrennbaren wechselseitigen Bezogenheit und Verbundenheit von Subjekt und Welt nicht herauslösbar oder herausgelöst. Im Innersten gibt es in den Behandelnden ein Bewusstsein, dass hier nicht um eine Abstraktion, sondern um einen Menschen gekämpft wird. Es gibt eine wechselseitige Anteilnahme, die auf der einen Seite professionell kontrolliert und zurückgehalten wird und auf der anderen Seite nicht abgefragt oder wahrgenommen wird. Wenn aber die Erstversorgung erledigt ist und jener Zustand erreicht ist, der in der intensivmedizinischen Sprache eine Zufriedenheit ausdrückt: dass nämlich *der Patient stabil[4] ist*, dann tritt der Prozess in eine andere Phase, in der der scheinbar objekthafte Patient in eine mindestens subjekthafte Position wechselt. Die Wahrnehmung der Werte über Monitore und Blutgasanalysen bis hin zu der Beobachtung der Verstoffwechselung eröffnen ein dialogisches Geschehen. Dabei geht es um die Frage, wie der Patient zeigt, in welcher Weise er die Intervention und Hilfe rezipiert. Obwohl also der Mensch an sich, spricht man ihn an, in der Regel stumm bleibt, geht es um Resonanz mit Fokus auf körperliche und objektive Kriterien. Die Gefahr steht dabei im Raum, die Subjekthaftigkeit des behandelten Menschen zu vernachlässigen. Doch auch der *stumm leidende* Mensch nimmt am Leben teil und teilt sich dem Leben mit.

Schließlich werden Menschen, egal auf welcher Seite des Geschehens, mit Macht und Ohnmacht konfrontiert: »*Machen Sie bitte alles!*«, »*Wir können nichts mehr machen ...*« oder »*Er wollte nie so (an Maschinen) weiterleben.*« sind Sätze, die hier oft zu hören sind. Während das Intensivpersonal *alles* für den Patienten macht, wissen die Angehörigen in den schwersten Momenten nicht mehr, was *sie* machen sollen und haben zugleich oft eine enge innere Verbundenheit mit dem Patienten. Die *Struktur zur Tiefenwahrnehmung* ist ein Instrument, den Blick auf Handlungsräume zwischen Macht und Ohnmacht zu eröffnen. Jeder kann sich damit in seiner Weise als Wahrnehmender einbringen.

---

4 *Stabil«* bedeutet hier, dass sich keine akute Lebensgefahr zeigt. Das heißt aber auf der anderen Seite, dass der Patient außerhalb einer Intensivstation trotzdem nicht überlebensfähig wäre.

2 Lebensraum Intensivstation: Ort intensiven Lebens

2.1 Entdeckungen

»Ich ahne, warum ich hier bin«, sagt ein Patient. Vor einigen Monaten wurde er mit einer Lungenerkrankung auf die Intensivstation gebracht. Dort hat er Koma, Erwachen und einen Kampf um die Atemluft erfahren. Als äußeres Zeichen ist ihm ein *Tracheostoma* geblieben. Damit kann er zeitweise ohne Gerät atmen und mit einem entsprechenden Aufsatz wieder sprechen. Den größten Teil des Tages verbringt er noch an einem Beatmungsgerät. Immerhin muss ihn dieses nur noch unterstützen; die Atemzüge kann er weitgehend schon selbst tun.

Er nutzt die halbe Stunde mit der *Sprechkanüle* und erzählt von seiner Partnerin. Die beiden haben den Kontakt zueinander verloren. Er beschreibt sie als streng und gewissenhaft; sich selbst kreativ, chaotisch und mit wenig Struktur. Dann kommen ihm die Tränen und er berührt seinen Brustkorb: »Ich weiß, dass die Krankheit mit meiner Lebensgeschichte zu tun hat.« Er berichtet von Sprachlosigkeit, Abtauchen in die Verständnislosigkeit und wie er »atemlos« wurde bei seinen Anstrengungen, sich wieder zu finden.

Was dieser Mensch innerlich und in seiner Sozial- und Weltbeziehung erlebt, sieht er in seinem körperlichen Ergehen abgebildet. Indem er sich mit dieser Spur auseinandersetzt, schafft er eine Deutungs- oder Integrationsleistung. So gelingen ihm erste Schritte einer Krankheitsbewältigung. Er nutzt dazu einen zwischenmenschlichen Kontakt, in dem ihm Verständnis, Zuhören und Wahrnehmen angeboten wird.

Wahrnehmung verändert den Schauenden und den, der gesehen wird. Sie ist ein Schauen ohne Werten und ein Gesehenwerden ohne Drängen, und eröffnet zwischen dem Greifbaren und Unbegreiflichen einen *dritten Ort* mit der Möglichkeit zur *transpersonalen Kommunikation*. Dort kann die Wirklichkeit als Wechselwirkung zwischen dem Gegebenen und dem Geschehenden erfahren werden. Man kann dieses Phänomen mit *Eindruck, Atmosphäre* oder *Spirit* treffender umschreiben als beschreiben. Es geht in erster Linie um ein erfahrungsbezogenes Geschehen. Wenn dieses auf die Ebene einer geistigen Reflexion gehoben wird, dann kann wechselweise Anteilnahme in einem unsicheren Geschehen entdeckt werden. Das ist ein nutzbarer stabilisierender Vorgang.

Was aber ist mit einem Patienten im Koma? Er kann nicht erzählen. Er ist in einem Zustand, in dem er existiert, aber nicht reflektiert – zumindest nicht so, wie es ein Mensch im Wachbewusstsein tun kann. Ihm fehlt die im Wort auszudrückende Resonanz auf eine Erfahrung. Auf der Ebene des gesprochenen Worts kann er sich nicht zeigen. Das bringt ein Ungleichgewicht in die Begegnung. Um ihn zu behandeln, spricht man über ihn. In dieser Lage wird deutlich, was das lateinische Wort *Patient* bedeutet: ein Leidender und Erduldender; er muss zulassen, dass ein anderer ihn behandelt.

Viele Patienten auf der Intensivstation können nicht sprechen. Wenn ich am Bett eines beatmeten Menschen oder eines Komapatienten sitze, erinnert mich das an eine Erfahrung aus meinem Leben, die wohl viele kennen. Ich lag krank im Bett und meine Mutter versorgte mich. Damals wurde sicherlich mehr ausgetauscht als Worte: leidende und besorgte Blicke, greifende oder beruhigend streichelnde Hände, Herzenswärme, vielleicht auch ein gesummtes Lied. Das alles kann als Kommunikation verstanden werden, also ein Austausch oder eine Übertragung von Informationen auf verschiedenen Arten und Wegen. (Röhner & Schütz 2020)

Die Begegnung mit einem Komapatienten ist von anderer Qualität als die zwischen Mutter und Kind. Aber der Patient kann mit seiner Form des Daseins eine existenzielle Frage anrühren: *Wo bin ich in diesem Zustand, in dem sich Wachsein und Schlafen nicht mehr abwechseln? Wenn Existieren, Leiden, Schlafen und Schweigen scheinbar alles sind, was ich von mir zeige?* Für seine Angehörigen stellt sich umgekehrt die Frage: *Was ist mit ihm? Wo ist er? Können wir ihn erreichen und wird er uns wahrnehmen?*

Die dritte Frage stellt sich für die meisten Angehörigen nicht wirklich. Sie wissen, dass Beziehung und Austausch mit dem Patienten möglich sind. Dabei sind sie sicher auch bewegt von der Überzeugung, dass es nicht anders sein kann, weil sie sonst verzweifeln würden. Das ist aber nur die eine Seite. Wenn Angehörige zugewandt und unterstützend begleitet werden und ein reflektiertes Gespräch möglich ist, dann wird ihre Kompetenz sichtbar, mit der sie feine Kanäle der Wahrnehmung und kommunikativen Interaktion aufspüren und nutzen. Damit zeigen sie, was der Kommunikationsforscher Paul Watzlawick (2017, Absatz 2.24) so beschreibt:

> »*Man kann nicht* nicht *kommunizieren, [denn] zwischenmenschliche Kommunikationsabläufe sind entweder symmetrisch oder komplementär, je nachdem, ob die Beziehungen zwischen den Partnern auf Gleichheit oder Unterschiedlichkeit basieren.*«
> *(e.d., Absatz 2.64).*

Jede Form des Daseins eines Menschen ist ein Angebot zur Kommunikation. Er ist Mensch, indem er durch Geben und Nehmen in den Austausch und in Resonanz mit der Welt tritt. Vielfach wurde gezeigt, dass ein Mensch nicht existieren kann, wenn er von diesem Grundbedürfnis abgeschnitten ist. Reine körperliche Funktionalität hält den Menschen längerfristig nicht am Leben.

Der Mensch im Koma, der auf einer Intensivstation behandelt wird, steht unter großer Aufmerksamkeit, was seine körperliche Funktionalität angeht. Weil die Beziehungsebene zwischen ihm und den Behandelnden unterschiedlich ist, kann sein Kommunikationsbedürfnis leicht übersehen werden. Zudem ist das Handeln der Mitarbeitenden in eine naturwissenschaftliche Hierarchie eingeordnet. Kommuniziert und behandelt wird vorrangig auf der Ebene physischer (materieller) und replizierbarer Erkenntnis. Gesundheit ist aber vielschichtiger und mehr als die Abwesenheit von Krankheit[5] und die Wiederholbarkeit von Prozessen. Sie ist auch ein dynamischer und phänomenologischer Zustand, dessen einzelne Faktoren sich komplementär zueinander verhalten. Darum braucht es, wenn ein Mensch in einem anderen Bewusstseinszustand ist, Aufmerksamkeit für diese komplementären

---

5 Verschiedene Definition von Gesundheit machen das deutlich, z. B. die Definition der WHO: »Gesundheit ist ein Zustand des vollständigen körperlichen, geistigen und sozialen Wohlergehens und nicht nur das Fehlen von Krankheit oder Gebrechen« (WHO 2020) oder nach Aaron Antonovsky: »Gesundheit besitzt eine körperliche, psychische, soziale und ökologische Dimension und kann deshalb nicht alleine durch naturwissenschaftliche und medizinische, sondern muss zusätzlich auch durch psychologische, soziologische, ökonomische und ökologische Analysen erforscht werden« (Antonovsky & Franke 1997).

Aspekte. Man kann schauen, was er in seiner Weise zeigt und wie er darin wahrgenommen werden kann. Das Wahrgenommene kann durch Berührung oder Aussprechen verstärkt und dem Patienten als Resonanz angeboten werden. Dabei kann wiederum darauf geachtet werden, was er daraus macht. Das ist eine Option zur Kommunikation und ein Signal an einen Menschen in einem höchst unsicheren Zustand, dass er in seiner Umwelt Resonanz erzeugt. Was er letztlich daraus macht, lässt sich – wie jede behandelnde Intervention auch – oft erst zu einem späteren Zeitpunkt ausführlicher bewerten.

2.2 Grenzfragen

Es lässt sich nun die Frage stellen, ob ich einen Menschen im Koma überhaupt kontaktieren darf, wenn sich dieser nicht dazu verhalten kann.

Intensivmedizin findet zumeist statt im Grenzbereich zwischen den Fragen: »Was muss ich tun?« und »Was darf ich (nicht) tun?«. Erstere lässt sich meistens anhand von Leitlinien und Vorgaben auf dem neuesten Stand der Wissenschaft vergleichsweise leicht beantworten, für die zweite gilt es, sich zusätzlich noch am (mutmaßlichen) Patientenwillen zu orientieren. Diesen zu ermitteln ist auch dann erforderlich, wenn der Patient – wie im Koma – aktuell nicht einwilligungsfähig ist und sich vorher nicht dazu äußern konnte.

Der Wille des Patienten ist geprägt von seinem Recht auf Selbstbestimmung, seiner Würde, seinen individuellen Werten und Wünschen sowie seinen Bedürfnissen. Als eines der höchsten Bedürfnisse ist dabei die Sehnsucht nach Zugehörigkeit zu einer Gruppe, nach Beziehung, nach Nähe und Wertschätzung anzusehen. Auch der Mensch im Koma darf nicht nur zu einem Instrumentarium der Heilberufe werden, sondern hat das Recht auf Erfüllung dieser Bedürfnisse.

Das Bedürfnis nach Beziehung ist dabei sogar höher anzusetzen als das Recht auf eine mögliche Ablehnung eines Kontakts, denn eine Abwehrhaltung lässt sich überhaupt erst durch den Aufbau einer Beziehung erschließen. Die Herstellung eines Kontakts hilft herauszufinden, wie ich als Mensch genau diesem Menschen zu diesem Zeitpunkt dienlich sein kann, denn erst in der zwischenmenschlichen Begegnung kann sich ein Mensch als Subjekt zu erkennen geben.

Um dem Bedürfnis nach Zugehörigkeit mit der *Struktur zur Tiefenwahrnehmung* gerecht zu werden, beginne ich den Versuch einer Begegnung zunächst aus der Grundhaltung heraus, dass jeder Mensch grundsätzlich ansprechbar ist. Anschließend begebe ich mich auf eine Suche nach Beziehung zu diesem Menschen in höchster Not und Verletzlichkeit. Was sich dabei zeigt und einen Eindruck hinterlässt, ist ein Signal der Lebendigkeit des anderen. Ich bin präsent als Mensch vor einem lebendigen Menschen, der sich nur anders ausdrückt. *Ich bin da* und will bewusst *nichts erreichen*. Was ich dabei wahrnehme und möglicherweise ausspreche, ist Ausdruck dieser Begegnung. Ich nehme Anteil, aber verfüge nie über den anderen Menschen oder seine inneren Erlebnisse. Eine ablehnende Wahrnehmung respektiere ich hierbei immer.

3 Neurologische Aspekte von Bewusstsein, Wahrnehmung und Koma

Ein Beitrag von Dr. Frank Erbguth

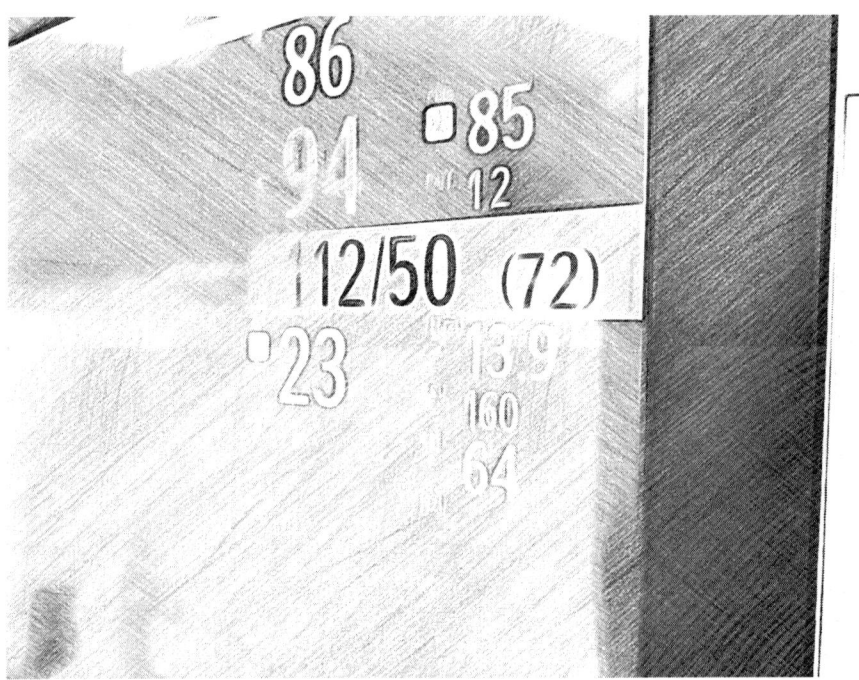

Ein Komapatient, so kann man es verstehen, kommuniziert beispielsweise über den Monitor mit den Menschen, die mit ihm in Kontakt treten. Die Vitalparameter können etwas von einer Resonanz auf Berührung, auf Ansprache oder auf emotionale Anteilnahme abbilden.

3.1 Das »abgeschaltete« Bewusstsein

Es gibt unterschiedliche Zustände, in denen das menschliche Bewusstsein »abgeschaltet« ist oder zu sein scheint:

1. in natürlicher Weise im Schlaf (griech. »Hypnos«; in der Antike der Bruder des Todes Thanatos und Vater der Träume)
2. bei kurzen Funktionsstörungen des Gehirns mit Bewusstseinsverlust, z. B. im Rahmen einer Ohnmacht (Synkope) oder eines epileptischen Anfalls
3. bei Schädigungen des Gehirns mit längerer Bewusstlosigkeit im Koma (griechisch »tiefer Schlaf«) oder danach bei wiedererlangter Wachheit ohne Bewusstsein im sogenannten »Wachkoma«
4. während einer kurzen oder längeren Narkose bzw. Analgosedierung (»künstliches Koma«) in Form unterdrückter Hirnfunktion durch zugeführte Substanzen (»Narkotika«)

Für die hier relevante Frage der Tiefenwahrnehmung sind auf der Intensivstation die Konstellationen »Koma« und »Analgosedierung« (»künstliches Koma«) relevant. Daher sollen zunächst die Begriffe Koma und Bewusstsein näher eingegrenzt werden. Auch eine Betrachtung der Bewusstseinsvorgänge im Schlaf hilft beim Verständnis der Voraussetzungen für eine Tiefenwahrnehmung.

3.2 Was ist ein Koma?

Koma ist die aus dem Griechischen (κωμα = tiefer Schlaf) stammende Bezeichnung eines Zustands, bei dem der Betroffene Wachheit und Bewusstsein verliert und auch durch starke externe Reize nicht erweckbar ist. Mit dem Koma ist die Gehirnfunktion drastisch beeinträchtigt und die »tiefste« Stufe unterschiedlich ausgeprägter und graduierbarer Störungen der Wachheit und des Bewusstseins erreicht.

3.3 Das Bewusstsein und seine Störungen

Für die medizinische Praxis gut brauchbar ist die Bewusstseinsdefinition von William James (1890), der die Bewusstheit (engl. »*Awareness*«) in Bezug auf sich selbst und gegenüber der Umgebung für entscheidend erachtet. Dies impliziert, dass Bewusstsein nur im Wachzustand (engl. »Wakefulness«) oder bei Erweckbarkeit (engl. »Arousal«) möglich ist. Zwischen den Polen »Wachheit« und »Koma« bestehen die Graduierungen der *quantitativen Bewusstseinsstörungen* im Sinne von »Somnolenz« (Schläfrigkeit, Benommenheit mit leichter Erweckbarkeit) und »Sopor« (engl. »Stupor«; mit noch gezielten Reaktionen auf externe Stimuli jedoch nicht mehr vollständiger Erweckbarkeit). Beim Koma sind stärkste Reize nicht in der Lage, ein Augenöffnen zu erzeugen; die Spannbreite motorischer Reaktionen reicht von gezielten Abwehrbewegungen bis zum Verlust jeder Gezieltheit (▶ Tab. 3.1). Bei

3 Neurologische Aspekte von Bewusstsein, Wahrnehmung und Koma

Hirnschädigungen, die zu einem erhöhten Hirndruck führen, können motorische Beuge- und Streckautomatismen auftreten.

Tab. 3.1: Stadien der Störung der Wachheit und entsprechende Graduierung nach der Glasgow Koma Skala (GCS)
(Quelle: eigene Darstellung Frank Erbguth nach Teasdale & Jennett 1974)

Wachheit	Bewusstsein/Verhalten	GCS
klar	komplette Orientierung	
somnolent	schläfrig, durch Ansprache kontaktfähig, orientiert	
soporös	nicht erweckbar, gerichtete Reaktion auf Schmerzreize	> 8
komatös (Grad 1; leicht)	nicht erweckbar, keine gerichtete Reaktion auf Schmerzreize	6–8
komatös (Grad 2; mittel)	zusätzlich Paresen, Krampfanfall, Anisokorie	5–6
komatös (Grad 3; schwer)	zusätzlich Streckautomatismen, Augenbewegungsstörungen	4
komatös (Grad 4; tief)	verminderter Muskeltonus, Ausfall von Hirnstammreflexen, erhaltene Spontanatmung	3

Die neuroanatomische Grundlage für die Wachheit stellt das aus dem Hirnstamm (Formatio reticularis) aufsteigende »aktivierende retikuläre System« (ARAS) dar, das mit höheren Hirnregionen, z. B. den Thalamuskernen, verbunden ist[6]. Bewusstsein kann sich nur bei Wachheit entfalten und ist an die Funktionsfähigkeit beider Großhirnhemisphären geknüpft (▶ Abb. 3.1).

Das verbreitetste klinische Graduierungsinstrument quantitativer Bewusstseinsstörungen ist die von Graham Teasdale und Bryan Jennett (1974) entwickelte »Glasgow Coma Scale« (GCS; 3–15 Punkte) (▶ Tab. 3.1). Die Punkte werden in den drei Kategorien verbale Kommunikation, Augenöffnung und Motorik als Reaktionen auf unterschiedlich starke Stimuli vergeben.

Als *qualitative Bewusstseinsstörungen* werden Beeinträchtigungen der inhaltlichen Ordnung und Klarheit der gedanklichen Abläufe – also der Fähigkeit zu einem gerichteten Denken – bezeichnet. Qualitative Bewusstseinsstörungen setzen also eine ausreichende Wachheit voraus, die Denkvorgänge zulässt.

---

6 Der Thalamus ist ein großes Kerngebiet im Zwischenhirn und gilt als das »Tor zum Bewusstsein«. Er sammelt alle Sinneseindrücke aus der Um- und Innenwelt des Körpers. Der Thalamus verschaltet, selektiert und integriert fast alle sensiblen und sensorischen Bahnen ins Großhirn.

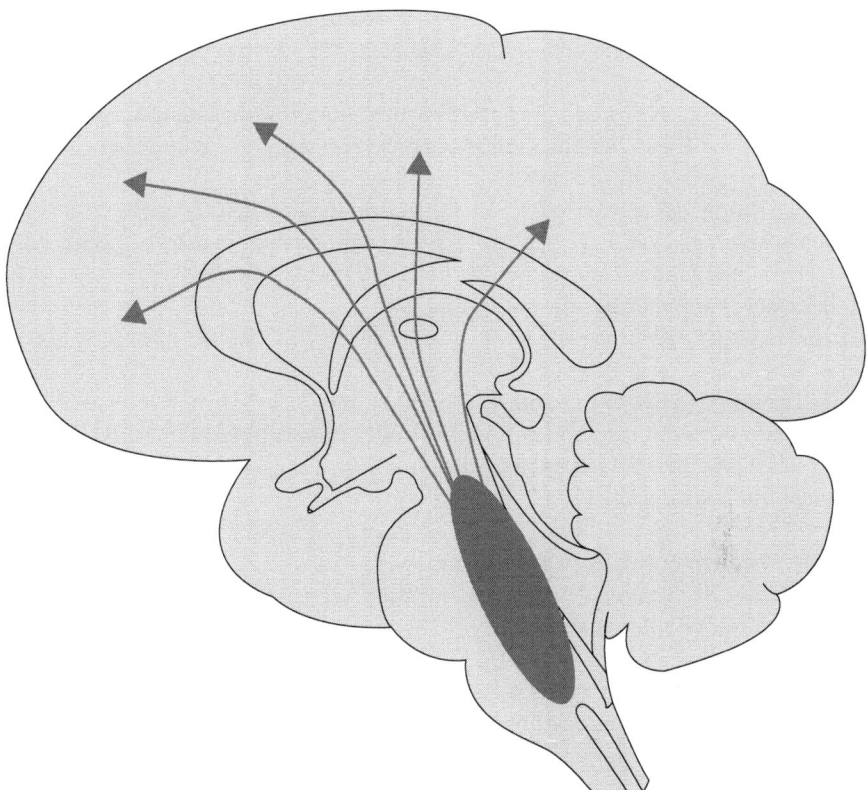

Abb. 3.1: Wachheit (»Arousal«) durch das aufsteigende aktivierende retikuläre System (ARAS) im Hirnstamm (schraffiert), das ins Großhirn »ausstrahlt« und dieses »anschaltet«. Demnach führen Funktions- oder Strukturstörungen dieses Systems (im Hirnstamm, beidseits im Thalamus oder beidseits ausgedehnt im Großhirn) zum Verlust von Wachheit und damit zum Koma. Bei Sedierung und Narkose sind durch entsprechende Substanzen keine Strukturen des Systems geschädigt, sondern es werden Botenstoffe (= Neurotransmitter) verändert.

3.4 Koma und seine Abgrenzung zu anderen Gehirnstörungen

Häufig besteht eine Begriffsverwirrung bei der korrekten Einordnung von schweren Gehirnschädigungen mit Auswirkungen auf Wachheit und Bewusstsein. Dabei werden die Bedeutungen von »Koma«, »Wachkoma«, »Hirntod«, »Locked-in-Syndrom« und »Minimal-Bewusstsein« vor allem in den Medien häufig verwechselt oder vermischt. So wurde in der öffentlichen kontroversen Diskussion über die Einstellung der Sondenernährung bei der »Wachkoma«-Patientin Terry Schiavo in den USA im Jahr 2005 selbst in Wissenschaftsmagazinen fälschlicherweise vom »Hirntod« geschrieben, obwohl seit 15 Jahren ein »Wachkoma« vorlag (Degen 2005; Erbguth 2005).

Ein durch eine Hirnschädigung verursachtes Koma bleibt nur in sehr seltenen Einzelfällen auf Dauer bestehen (persistierendes Koma); meist mündet es

- bei Zunahme der zerebralen Schädigungspathologie in den *Hirntod*,
- beim Abklingen oder Wegfall der Schädigungsursachen in eine teilweise oder vollständige *Wiedererlangung von Wachheit und Bewusstsein und*
- bei einer Stabilisierung mit Erlangung von Wachheit ohne Bewusstsein in ein sogenanntes »*Wachkoma*«.

Beim *Hirntod* sind definitionsgemäß alle Funktionen des Gehirns irreversibel erloschen und es müssen gemäß den Richtlinien der Bundesärztekammer (BÄK 2022) zur Feststellung des »Irreversiblen Hirnfunktionsausfalls«[7] drei Hauptvoraussetzungen erfüllt sein, nämlich

1. eine tiefe, irreversible Bewusstlosigkeit,
2. ein Verlust der Reflexe des Gehirnstamms und
3. ein Verlust der Spontanatmung.

Der Begriff *Wachkoma* ist auf den ersten Blick verwirrend, da zwei sich scheinbar widersprechende Zustandsbeschreibungen – nämlich »wach« und »komatös« – in einem Terminus kombiniert sind. Gemeint ist die Kombination einer Bewusstlosigkeit (= Koma) auf der einen Seite mit dem Phänomen der geöffneten Augen als Signal für Wachheit auf der anderen Seite (▶ Abb. 3.2).

Im deutschsprachigen Raum wurde lange der von Ernst Kretschmer (1940) geprägte Begriff »Apallisches Syndrom« verwendet. Diese Bezeichnung greift den lateinischen Begriff des (zerstörten) »Hirnmantels« (= pallium) auf. Später wurde in der internationalen wissenschaftlichen Literatur der von Jennett und Plum (1972) geprägte Begriff des vegetativen Zustands (»Vegetative State« – VS) verwendet. Mit dieser Bezeichnung sollen die erhaltenen vegetativen Funktionen des Hirnstamms (z. B. Schlaf-Wach-Rhythmus, reflektorische Schmerzreaktion, Schlucken, Atmen) bei gleichzeitigem Fehlen jedes Anzeichens von Bewusstsein verdeutlicht werden. Je nach Verlauf wurden ein »persistierender« und ein »permanenter« VS unterschieden: Beim persistierenden VS dauert der Zustand mindestens einen Monat an und eine Reversibilität ist nicht ausgeschlossen, während vom permanenten VS je nach Definition erst nach drei bzw. sechs Monaten bei nicht-traumatischer Hirnschädigung oder nach zwölf Monaten bei traumatischer Hirnschädigung gesprochen wurde. Eine Reversibilität ist nach Ablauf dieser Zeiträume kaum zu erwarten.

Moderne Bildgebungsverfahren, z. B. die funktionelle Magnetresonanztomografie (fMRT), die bei klinisch wachkomatös wirkenden Patienten Hirnaktivierungen

---

7 Der konzeptionelle Begriff »Hirntod« wurde in den Richtlinien gegenüber früheren Fortschreibungen durch den prozedural geprägten Begriff »irreversibler Hirnfunktionsausfall« ersetzt.

3.4 Koma und seine Abgrenzung zu anderen Gehirnstörungen

nach externen Stimuli zeigen konnten, haben eine immer noch andauernde Debatte ausgelöst, inwieweit entgegen dem klinischen Anschein doch Reste von Bewusstsein bestehen könnten, deren Expression nach außen durch die gestörte Motorik im Rahmen der Hirnschädigung nicht nach außen dringen würden[8].

Aufgrund dieser hat die »European Task Force on Disorders of Consciousness« im Jahr 2010 vorgeschlagen (Laureys et al. 2010), die bisherigen Begriffe wie VS oder Wachkoma aufzugeben und stattdessen den Terminus »Syndrom der »*areaktiven Wachheit*« (Unresponsive Wakefulness Syndrome – UWS) zu verwenden.

Beim Zustand des sogenannten »*Minimalbewusstseins*« (Minimally Conscious State – MCS) ist in Abgrenzung zum UWS bei subtiler klinischer Untersuchung eine geringe und fluktuierende gezielte Reagibilität auf äußere Reize gegeben. Ein MCS kann sich aus einem UWS entwickeln (Giacino et al. 2002).

Beim »*Locked-in-Syndrom*« (Plum & Posner 1966) besteht auf Grund einer Hirnstammschädigung, z. B. bei einer Thrombose der Arteria basilaris – abgesehen von der meist erhaltenen Augenbewegung –, ein Verlust der sonstigen Motorik und Sprechfähigkeit bei erhaltenem Bewusstsein. Als einzige Kommunikationsmöglichkeit verbleiben willkürlich gesteuerte Augenbewegungen (▶ Abb. 3.2). Die Patienten können als komatös verkannt werden (»Pseudokoma«). Eindrucksvoll für das Verstehen der Innensicht der Patienten auf die Erkrankung sind publizierte Erlebnisberichte von Betroffenen. Beispielsweise beschrieb der 43-jährige Jean-Dominique Bauby (1998) auf berührende Weise sein »Eingesperrtsein« in dem viel beachteten und verfilmten Buch »Schmetterling und Taucherglocke«[9].

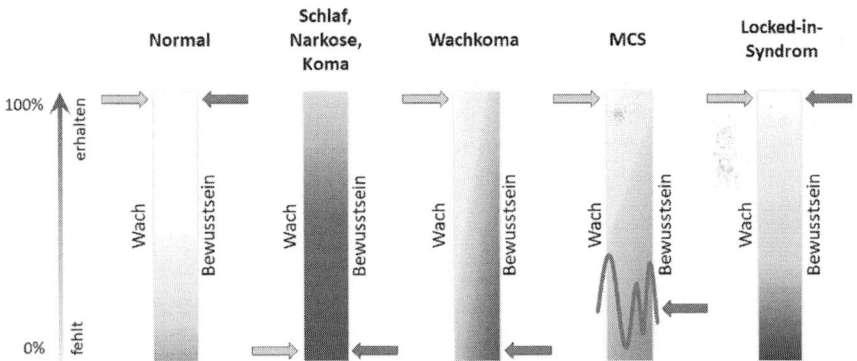

Abb. 3.2: Ausprägungen von »Wachheit« und »Bewusstsein« bei unterschiedlichen Mustern der Gehirnschädigung (Erbguth & Dietrich 2013 mit freundlicher Genehmigung des Thieme Verlags)

---

8 Zur kritischen Diskussion über mögliches »verstecktes« Bewusstsein im Wachkoma siehe Erbguth & Dietrich (2013).
9 Im Jahr 2007 vom Regisseur Julian Schnabel unter dem Originaltitel »Le scaphandre et le papillon« eindrucksvoll verfilmt.

3.5 Koma bei primären und sekundären Gehirnschädigungen

Die Schädigung des Gehirns kann durch primäre Gehirnerkrankungen (z. B. Schlaganfall, Hirnentzündung, Schädel-Hirn-Trauma) erfolgen oder sekundär in indirekter Weise durch Störungen bzw. Erkrankungen, die außerhalb des Gehirns liegen, wie z. B. nach Reanimation bei Herzstillstand, bei Intoxikationen und Störungen des Zuckerstoffwechsels oder der Elektrolyte. Die Gehirnzellen sind extrem empfindlich gegenüber diesen primären und sekundären Schädigungsmechanismen. Zunächst sind die Hirnzellen in ihrer Funktion gestört bei noch erhaltener Struktur. Bei einem Fortdauern des Schädigungsmechanismus bricht die Struktur der betroffenen Gehirnzellen gänzlich zusammen und aus einer funktionellen und reversiblen Schädigung entwickelt sich eine strukturelle und endgültige.

Bei vielen dieser Schadensmechanismen kommt es durch die Erkrankung selbst (z. B. Hirnblutung) oder durch ein sekundäres Anschwellen der geschädigten Gehirnzellen (= Hirnödem) zu einer Druckerhöhung innerhalb des Schädels, weil das Gehirn im knöchernen Schädel nicht expandieren kann. Die Druckerhöhung verschlechtert dann die Durchblutung des Gehirns und es verschiebt sich die Gehirnmasse in Richtung des Hinterhauptsloches (Foramen magnum) und des Kleinhirndaches (Tentorium). Im Extremfall kommt es zu einer »Einklemmung« der lebenswichtigen Zentren des Hirnstamms und einem Absterben des Gehirns mit all seinen innerhalb des Schädels liegenden anatomischen Strukturen – also mit Großhirn, Zwischenhirn, Mittelhirn, Kleinhirn und Hirnstamm – und es tritt der Hirntod ein.

Abhängig vom Ausmaß und der Art der Gehirnschädigung verbleiben auch im so verursachten Koma funktionierende Hirnaktivitäten bestehen. Auf der Intensivstation müssen Patienten im Koma künstlich beatmet werden, wozu eine Analgosedierung (»künstliches Koma«) notwendig wird (▶ Kap. 3.7).

3.6 Besondere Wahrnehmungen des Gehirns »in Not«: Nahtod-Erlebnisse

Ein besonderes Phänomen der Wahrnehmungsfähigkeit des Gehirns in »Krisen« der Sauerstoffversorgung – auf dem Weg zum Absterben der Neurone – sind die sogenannten »Nahtod-Erlebnisse«, die von etwa 10 % der Personen berichtet werden, bei denen eine Reanimation durchgeführt wurde. Die optischen Phänomene umfassen Lichtwahrnehmungen, Durchgleiten eines Tunnels, teilweise kombiniert mit einem filmartigen Erinnern an den Lebenslauf und inneren Gefühlen des Friedens und Glücks. Allerdings kommen auch unangenehme Wahrnehmungen vor. Zum Teil werden sogenannte »Out-of-Body«-Erlebnisse berichtet, bei denen die Betroffenen wie von oben auf ihre eigene Reanimationssituation blicken können. Es besteht weitgehender Konsens, dass diese Phänomene real sind und auf unterschiedliche neurophysiologische und biochemische Mechanismen zurückgeführt werden können, die sich im Gehirn unter lebensbedrohlichem Sauerstoffmangel abspielen. Es handelt sich also nicht – wie in den Laienmedien gerne kolportiert wird – um Bilder aus dem »Jenseits« (da die Betroffenen ja die Grenze zum Tod nicht überschritten hatten), sondern um besondere Wahrnehmungsphänomene, die die Gehirnzellen in unterschiedlichen Regionen generieren können, ohne dass dies von außen auf den ersten Blick erkennbar oder zu vermuten wäre (Bókkon et al. 2013; Parnia et al. 2023).

3.7 »Künstliches Koma«: Analgosedierung auf der Intensivstation

Ziel der Narkose ist es, während eines Eingriffs zentral eine »Abschaltung des Bewusstseins« durch Narkotika sowie Schmerzfreiheit und oft zusätzlich eine Entspannung der Muskulatur (Relaxierung) zu gewährleisten. Die Narkotika können gasförmig (bei größeren Operationen) oder intravenös (auf der Intensivstation) verabreicht werden. Bei schweren Erkrankungen, die nicht primär das Gehirn betreffen (z. B. Sepsis, Multiorganprobleme) wird auf der Intensivstation eine Beatmung notwendig, die eine begleitende Narkose notwendig macht.

Aus Studien zur Narkose ist bekannt, dass es dabei sehr selten zu teilweisen oder vollständigen Wahrnehmungen der Umgebung kommen kann und sogar Aufforderungen aktiv befolgt werden können. Bezogen auf die Erinnerung an solche Zustände im Nachhinein können intraoperative Wachphasen ohne und mit expliziter Erinnerung unterschieden werden. Intraoperative Wachphänomene treten mit einer Häufigkeit von ein bis zwei Fällen pro 1.000 Narkosen (0,1 bis 0,2 %) auf (Rundshagen 2009).

Grundsätzlich kann eine Narkose als vorübergehendes medikamentös induziertes Koma verstanden werden. Nur leichte Narkosezustände ähneln dem Schlaf. In der tiefen Narkose jedoch treten nur noch in einigen Hirnregionen elektrische Erregungen auf. Allerdings brechen nach neueren Forschungen während einer Narkose nicht einfach alle elektrischen Hirnfunktionen zusammen, sondern es verändern sich Rhythmen der Erregung der Hirnzellen (Brown et al. 2010; Moody et al. 2021). Dabei werden Bewusstseinsnetzwerke in ihrer unterschiedlichen Zusammenarbeit einem synchronen Takt untergeordnet, der sie nicht mehr variabel erregbar macht und somit keine Verarbeitung von äußeren Reizen und innerer Bewusstseinstätigkeit mehr stattfindet. Somit sind manche Areale im Gehirn – wie beispielsweise der Thalamus – während der Narkose durchaus elektrisch im sogenannten Alpha-Rhythmus aktiv. Dieser Rhythmus unterdrückt andere Rhythmen und führt quasi durch eine Synchronisierung elektrischer Erregungen zu einer Desynchronisation der netzwerkartigen Kommunikation unterschiedlicher Hirnregionen untereinander. Dies geht einher mit dem Verlust der Wahrnehmungs-, Verarbeitungs- und Reaktionsfähigkeit des Gehirns. Die Erforschung der detaillierten Veränderungen der Gehirntätigkeit während der Narkose ist in vollem Gang und förderte zum Teil auch vermeintlich widersprüchliche Ergebnisse zu Tage; so unterschieden sich bei der Frage der aktivierten und supprimierten Hirnregionen unter Narkose Befunde der funktionellen Bildgebung (z. B. mittels fMRT) von Befunden der elektrischen Aktivierung mittels EEG-Ableitungen (Elektroenzephalografie) aus unterschiedlichen Hirnregionen. Erklärbar sind solche Differenzen möglicherweise dadurch, dass mit den Methoden der Bildgebung Stoffwechselaktivität von Gehirnregionen abgebildet wird, die trotz hochsynchron elektrisch aktiven supprimierenden Erregungen sehr niedrig ausgeprägt sein kann.

Unterschiedliche Narkotika beeinflussen auf unterschiedliche Weise die Erregungs- und Stoffwechselvorgänge im Gehirn durch Beeinflussung unterschiedlicher Botenstoffe (»Neurotransmitter«) und Rezeptoren. So bindet das Narkotikum Propofol – wie auch das sedierende Midazolam und Zolpidem – an GABA-Rezeptoren, die letztlich eine dämpfende Rolle ausüben. Da in gewissen Dosierungen auch hemmende Bahnsysteme gedämpft werden, kann ein solcher GABA-Agonist beispielsweise »paradoxe« Erregungszunahmen bewirken. Andere Narkotika, wie z. B. Ketamin, wirken antagonistisch auf NMDA-Rezeptoren und hemmen dadurch deren erregende Funktionen. Auch hier können paradoxe Phänomene durch indirekte exzitatorische Wirkungen auftreten, was sich beispielsweise in heftigen Träumen oder Halluzinationen äußert.

Fest steht, dass das Gehirn während einer Narkose nicht einfach »abgeschaltet« ist, sondern vielfältige Aktivitäten zeigt. Selten – aber immerhin – sind bewusste Wahrnehmungen in bestimmten Konstellationen möglich. Gänzlich unklar – weil auch schwierig zu erforschen – ist die Frage, welche »unbewussten« Wahrnehmungen, z. B. im Bereich der vegetativen oder Haut- und Organ-Sensorik, während einer Narkose möglich sind.

3.8 Gehirnaktivität im Schlaf

Auch während des Schlafs ist das Gehirn nicht einfach »abgeschaltet«. Bei normaler Lebenserwartung verbringt der Mensch addiert ca. 27 Jahre lang im Schlaf. In bestimmten Schlafphasen (REM-Phasen; »Rapid-Eye-Movements«) besteht eine rege bewusstseinsnahe Gehirnaktivität mit Trauminhalten.

In den REM-Schlafphasen sind im Gehirn die Verbindungen zu den motorischen Bahnen blockiert, um ein motorisches Ausagieren von Trauminhalten zu unterbinden. Bei degenerativen Hirnerkrankungen wie beispielsweise der Parkinson-Erkrankung sind diese Hemmungen so gestört, dass die Betroffenen in den REM-Phasen des Schlafes heftige Bewegungen ausführen und z. B. im Bett um sich schlagen. Aus dem Schlaf wacht man auch ohne externe Stimuli durch innere zirkadiane Rhythmusgeber wieder auf. Ein besonderes Phänomen ist das luzide Träumen (Klarträume), bei denen Trauminhalte bewusst gesteuert werden können, sodass man von einer Überlappung von bewussten und unbewussten Vorgängen sprechen kann.

Am Beispiel des Schlafes zeigt sich auch, dass in Zuständen des vermeintlich ausgeschalteten Bewusstseins durchaus komplexe Hirnaktivierungen stattfinden.

3.9 Bedeutung für die Tiefenwahrnehmung

Aus den vorgestellten Konstellationen – Schlaf, Narkose/Analgosedierung und Koma bei Gehirnerkrankungen – geht hervor, dass sich trotz äußerlich nicht feststellbarer Bewusstseinsfunktion im Gehirn komplexe Aktivitäten abspielen, die zumindest grundsätzlich Raum für Wahrnehmungen und Resonanzen lassen. Je nach Ausprägung der zerebralen »Suppression« sind diese Wahrnehmungen mehr oder weniger denkbar, insbesondere über nicht-bewusste sensorische »Input-Kanäle«.

Dies hat Auswirkungen auf den Umgang mit Komapatienten auf der Intensivstation: Die Begegnung benötigt eine sensible Beziehungsoffenheit, die eine wechselseitige Resonanz ermöglicht. Im Pflegebereich ist es schon länger üblich, mit betreuten Komapatienten verbal zu kommunizieren (Lawrence et al. 2023), so »als ob« diese hören und verstehen könnten. Dies sollte allerdings mehr sein als ein formales intensivmedizinisch-professionelles Ritual. Die in diesem Buch vorgestellte Tiefenwahrnehmung ermöglicht ein strukturiertes »Sich-Einlassen« von Betreuenden und Angehörigen auf die auf den ersten Blick »abgeschaltet« wirkenden Komapatienten.

4   Das Projekt

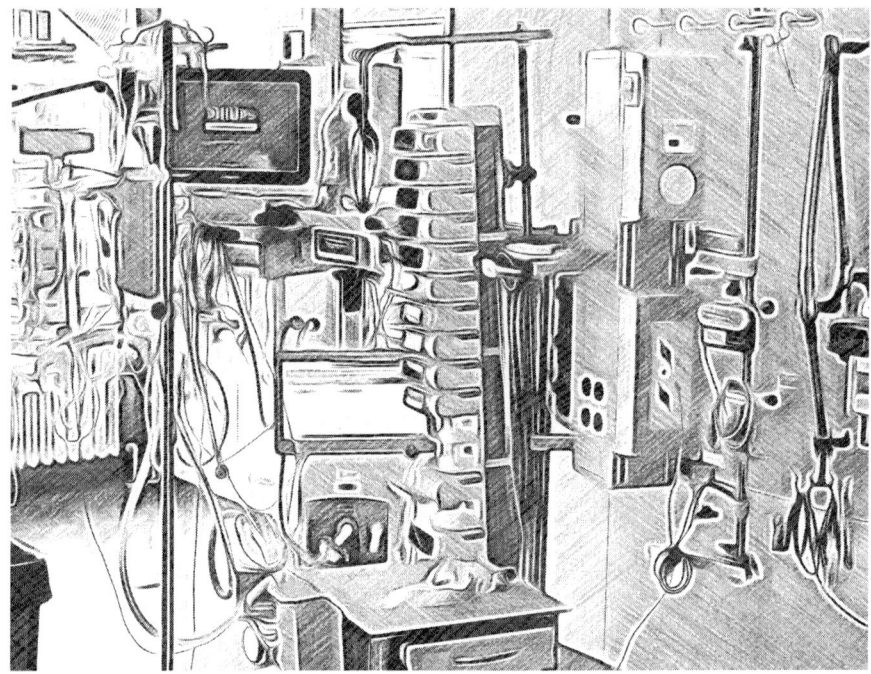

Medizin und Pflege kümmert sich um die Rettung eines Menschenlebens auf der Intensivstation. Medikamentenpumpen und Maschinen halten, wenn notwendig, körperliche Grundfunktionen am Leben.
Was bedeuten in dieser Lage die menschlichen Grundbedürfnisse: wahrgenommen zu werden und am Leben teilzunehmen?

Mit einer Gruppe von sechs Interessierten aus Psychologie, Theologie, Philosophie und Physiotherapie sowie im Dialog mit Ärzten und Pflegenden wurde in den Jahren 2018–2022 ein Projekt zur Suche nach Kommunikationswegen mit Komapatienten umgesetzt. Daraus wurde die *Struktur zur Tiefenwahrnehmung bei Komapatienten.* Seelsorge auf der Intensivstation bedeutet, da zu sein, um die unterschiedlichen Notsituationen bei Patienten, Angehörigen und auch Mitarbeitenden wahrzunehmen. Mit diesen umzugehen, kann z. B. heißen: zuhören, trösten[10], Entlastungsgespräch, Begleitung von Angehörigen in Klärungsgesprächen, geistlichen Beistand leisten, Krisenintervention, Besuche in belastenden Situationen strukturieren, Geschehnisse reflektieren, offen sein für Wahrnehmungen in Grenzerfahrungen. In manchen Situationen ist die Arbeit mit der *Struktur zur Tiefenwahrnehmung* in größerem Umfang sinnvoll und angemessen; oft ist ein kleiner Schritt daraus hilfreich und genug.

Für das Projekt wurden 20 Komapatienten auf zwei verschiedenen Intensivstationen kontaktiert. Die Angehörigen wurden über das Verfahren aufgeklärt und ihre Zustimmung eingeholt. Die Patienten wurden dreimal besucht. Jeder Kontakt wurde protokolliert. Daraus sind zusammen mit Gesprächen mit Angehörigen, Mitarbeitenden und einigen erwachten Patienten knapp 80 Protokolle entstanden. Diese wurden hinsichtlich Wahrnehmungen, vergleichbaren Strukturen und Erkenntnisgewinn besprochen.

Ergebnisse:

- Eine Resonanz zwischen Komapatient und Besuchenden ist auf der Ebene der Stille, des Atmens, der Berührung, der Geräusche und der Intuition möglich.
- Jeder Besuchende macht eigene subjektive Erfahrungen, die er dem Patienten anbietet. Manche Resonanzen können verstärkt werden und wiederholen sich innerhalb eines Kontakts als wechselwirkendes Geschehen.
- Die Kommunikation besteht nicht in einem durch Reflexion mit dem Patienten überprüfbaren Prozess.
- Durch das Teilen von Wahrnehmungen beim Komapatienten mit den Behandelnden und Angehörigen kann der Patient als Beteiligter oder Anteilnehmender und -gebender sichtbar werden. Diese Sichtbarkeit erinnert daran, den Patienten nicht in der Objekthaftigkeit zu verlieren und ihn in kommunikationsoffener Weise miteinzubeziehen. Die Angehörigen erfahren eine Unterstützung in der Begleitung, weil das Erzählen von Wahrnehmungen und Resonanzen einen Aspekt der Lebendigkeit des Patienten erschließt. Ein Abgleich mit Wahrnehmungen und Resonanzen der Angehörigen ist möglich. Der Patient bekommt nach dem Aufwachen eine Resonanz, wie er wahrgenommen wurde. Das kann sowohl helfen, Erfahrungen zu rekonstruieren als auch für die eigene Integrität (»Ich war nicht weg, sondern in einer anderen Weise da und habe mich gezeigt/wurde wahrgenommen.«) genutzt werden.
- Die *Struktur zur Tiefenwahrnehmung bei Komapatienten* bietet vor allem einen *Übungsweg* an. Damit wird die menschliche, emphatische und patientenzentrierte Grundhaltung in einem Arbeits- und Begegnungsalltag entlang der existenziellen Schwelle zwischen Leben und Tod gestärkt.

---

10 Einen Menschen zu *trösten* ist sicher eine wichtige barmherzige und empathische Handlung. Es ist aber darauf zu achten, dass der Mensch dabei nicht *vertröstet* wird.

4.1 Struktur zur Tiefenwahrnehmung[11]

Die *Struktur zur Tiefenwahrnehmung* bietet ein Instrument für die Wahrnehmung und Kommunikation mit Komapatienten an. Kommunikation ist ein vielschichtiges Geschehen auf unterschiedlichen Kanälen. Ich sehe Tiefenwahrnehmung wie eine Feinjustierung an einem alten Radio. Da sind um den eigentlichen Sender herum Rauschen und Einströmen von anderen Frequenzen. Man hört nicht nur den gewünschten Sender, sondern auch einige andere Signale. Will man den gewünschten Sender hören, muss man an einem Einstellknopf behutsam drehen.

Wie kann man behutsam an *seiner Einstellung drehen*, um das Signal des Senders – in diesem Fall des Patienten – aus dem Grundrauschen herauszuhören? Dazu gehört auch die Überlegung, *was* dieser Sender überhaupt sendet. Wir gehen davon aus, dass es im menschlichen Leben um Anteilnahme und Wahrgenommenwerden geht. Dann suche ich hier die Signale, mit denen der Mensch, der auch am Leben teilhat, in der aktuellen Situation wahrgenommen werden will.

Es ist nicht zu erwarten, dass sich zwischen Komapatient und Kontaktierenden etwas ereignet im Sinne von Frage und Antwort. Darum geht es nicht. Vielmehr sollen die Kanäle der *Beobachtung,* der *Wahrnehmung,* der *Intuition* und der *Resonanz* genutzt werden. Was sich dabei zeigt, wird dem Komapatienten angeboten und mit seiner *Resonanz* darauf umgegangen. Dabei kann eine Wechselwirkung entstehen, in der sich etwas zeigt. Solche Kommunikation bedeutet *Wahrnehmung* und *Teilhabe*. Darin zeigt sich ein wesentliches Bedürfnis menschlichen Daseins.

Die einzelnen Schritte wurden aus Begegnungen mit Komapatienten und deren Umfeld reflektiert und entwickelt. Der Austausch über Wahrnehmungen weitet den Blick. Dabei wird deutlich, dass sich der Patient im Fortgang einer Behandlung in Ausdruck, Haltung, Resonanz und zwischenmenschlichen Interaktionen unterschiedlich zeigt. Zwischen *alles machen* und *nichts mehr machen können* gehen sowohl der Patient als auch seine Angehörigen sowie die Behandelnden ein Stück Lebensweg in einem zerbrechlichen Gefüge. Die *Struktur zur Tiefenwahrnehmung* möchte auch dafür die Aufmerksamkeit schärfen.

Die Ergebnisse des Projektes wurden als Hilfsmittel für eine strukturierte Tiefenwahrnehmung in mehreren Tabellen zusammengefasst.

Zunächst wird die Methode der Tiefenwahrnehmung in vier Wahrnehmungsbereiche unterteilt (▶ Tab. 4.1). Die Bereiche der *Außenwahrnehmung, Tiefenwahrnehmung, Feldwahrnehmung* und *Rekonstruktion* werden darin kurz beschrieben. Die Wahrnehmungen haben im übertragenen Sinn die Qualität eines *bildgebenden Verfahrens: Welches Bild, welchen Eindruck hat der Patient hinterlassen? Was hat er gezeigt, was wollte sich zeigen?*

Folgen weitere Besuche, sind Aufzeichnungen hilfreich für einen Anknüpfungspunkt, z. B. eine Resonanz, die er schon einmal gezeigt hat. Beispiele für einige wichtige Resonanzmöglichkeiten finden sich in einer weiteren Tabelle (▶ Tab. 4.2). Skizzen und Notizen in der Begegnung sind ein Mittel zur Selbsterkundung und

---

11 Die Tabellen in diesem Kapitel finden Sie auch online verfügbar unter dem Link vor dem Literaturverzeichnis.

4.1 Struktur zur Tiefenwahrnehmung

nicht zuletzt Material für die Bereiche Feldwahrnehmung und Rekonstruktion. Die wesentlichen Schritte während der Begegnung mit einem Komapatienten sind in der *Struktur zur Tiefenwahrnehmung* (▶ Tab. 4.3) dargestellt.

Tab. 4.1: Bereiche der Struktur zur Tiefenwahrnehmung

I	Außenwahrnehmung	Wahrnehmungsweg von außen nach innen.
II	Tiefenwahrnehmung	Zuerst das Umfeld des Patientenzimmers wahrnehmen, dann mich wahrnehmen: meine Befindlichkeit, Bereitschaft, Achtsamkeit und Offenheit. Danach das Zimmer betreten – dann Aufmerksamkeit für das, was sich zeigen will. Wahrnehmung des körperlichen Ausdrucks des Patienten, der Resonanz bei ihm und bei mir und eigener Gefühle als Spiegelung einer Befindlichkeit. Über Schweigen, Wahrnehmen, Skizzieren und Arbeiten mit Resonanzen bei mir und beim Patienten in Beziehung treten – eigene Intuition nutzen und innere Bilder als Ausdruck einer Anteilnahme notieren und an den Patienten formulieren. Verabschieden. Einzelne Aspekte nach eigener Kompetenz nutzen; in der Offenheit, sich vom Patienten führen zu lassen.
III	Feldwahrnehmung	Wahrnehmungsweg von innen nach außen. Erfahrungen für Kommunikation im Umfeld des Patienten nutzen; als Angebote an Angehörige und Behandelnde.
IV	Rekonstruktion	Angebot für den Patienten. Erfahrungen aus den Begegnungen anbieten, um Integration des Geschehens in die Deutungs- und Lebensgeschichte zu unterstützen.

Tab. 4.2: Beispiele für Resonanzmöglichkeiten (Quelle: eigene Darstellung Yvonne Bodschwinna-Kangarakis/Anton Baier)

Besucherseite		Patientenseite
Stille & Schweigen		
Klang (Sprechen, Singen, Geräusch)	Wahrnehmen, Aussprechen, Verstärken	Klang (Geräusch, Rhythmus)
Berührung		Bewegung
Atmung		Atmung
Herzfrequenz		Herzfrequenz
Blutdruck		Blutdruck
Riechen		Gerüche
Energie (Temperatur)		Energie
Tiefenwahrnehmung: Aussprechen innerer Bilder, auf Resonanz beim Patienten achten und diese gegebenenfalls verstärken		

Tab. 4.3: Struktur zur Tiefenwahrnehmung (Quelle: eigene Darstellung Yvonne Bodschwinna-Kangarakis/Anton Baier)

Bereich		Wer	Ziel (Worauf muss ich achten?)	Handlung & Haltung	Aufmerksamkeitsfokus
I	a	Ich	• Selbstwahrnehmung • Raumwahrnehmung	• 3 min Atemmeditation • Schweigen/Stille	Wie bin ich da? Was ist in der Umgebung los?
	b	Ich, Patient	• (Temporären) Lebensraum des Patienten wahrnehmen • Patient als Subjekt wahrnehmen	• Raumskizze anfertigen	Was erkenne ich im Raum? Was weiß ich über den Patienten? Behindert mich mein Vorwissen oder bin ich offen für die Begegnung?
II	a	Ich, Patient	• Vorstellung und Patient ansprechen • Zeit nehmen (> 20 min)	• Position im Zimmer suchen • (Wiederholt) Schweigen • Wahrnehmen • Somagramm anfertigen	Wie fühle ich mich? Wie könnte sich der Patient fühlen? Wie würde er mich begrüßen? Reagiert der Patient auf meine Anwesenheit?
	b		• Offenheit für Resonanz • Resonanzräume erkunden	• Schweigen • Beobachten • (Evtl. Meditieren) • (Mit-)Atmen • Gefühle wahrnehmen • Bewegungen wahrnehmen	Reagiert der Patient auf Ansprache (oder Berührung)? Ändert sich was an seinen »Werten«? Kann ich seiner Atemfrequenz folgen? Wie fühle ich mich dabei?
	c		• Transpersonalen Raum erkunden	• Innere Bilder aussprechen • Resonanz wahrnehmen	Reagiert der Patient, wenn ich die inneren Bilder anspreche? Wie?
	d		• Begegnung & Erfahrungen würdigen • Abschied	• Danken für das Gezeigte • Verabschieden	Wie verabschiede ich mich und welches Signal nehme ich diesbezüglich vom Patienten wahr?
III	a	Ich, Angehörige	• Gespräch	• Zuhören • Erlebtes und Bilder mitteilen • Nach Erkenntnisgewinn fragen	Welche Rolle hat der Patient im Familienverbund? Bisher? Und jetzt? Wie fühlt sich der/die Angehörige?

4.1 Struktur zur Tiefenwahrnehmung

Tab. 4.3: Struktur zur Tiefenwahrnehmung (Quelle: eigene Darstellung Yvonne Bodschwinna-Kangarakis/Anton Baier) – Fortsetzung

Bereich	Wer	Ziel (Worauf muss ich achten?)	Handlung & Haltung	Aufmerksamkeitsfokus
b	Ich, Team	• Interkollegialer Austausch	• Zuhören • Erlebtes und Bilder mitteilen	Was haben wir erlebt? Können wir damit und daran arbeiten?
IV	Ich, Patient (wach)	• Rekonstruktion • Erneute Suche nach Resonanzen	• Gesprächsangebot machen	Was braucht dieser Mensch, um seine Erlebnisse transformieren zu können?

Die nachfolgenden Kapitel dienen neben der Hinführung an die *Tiefenwahrnehmung* auch der Erläuterung dieser Tabellen.

Formuliert wird aus der Ich-Perspektive des Besuchenden. Der Komapatient wird der Einfachheit halber als *Patient* vorgestellt. Gemeint ist damit jeder Mensch gleich welchen Geschlechts. An manchen Stellen veranschaulichen Fallbeispiele die Erklärungen.

4.2 Einführung in die Tiefenwahrnehmung

I Außenwahrnehmung

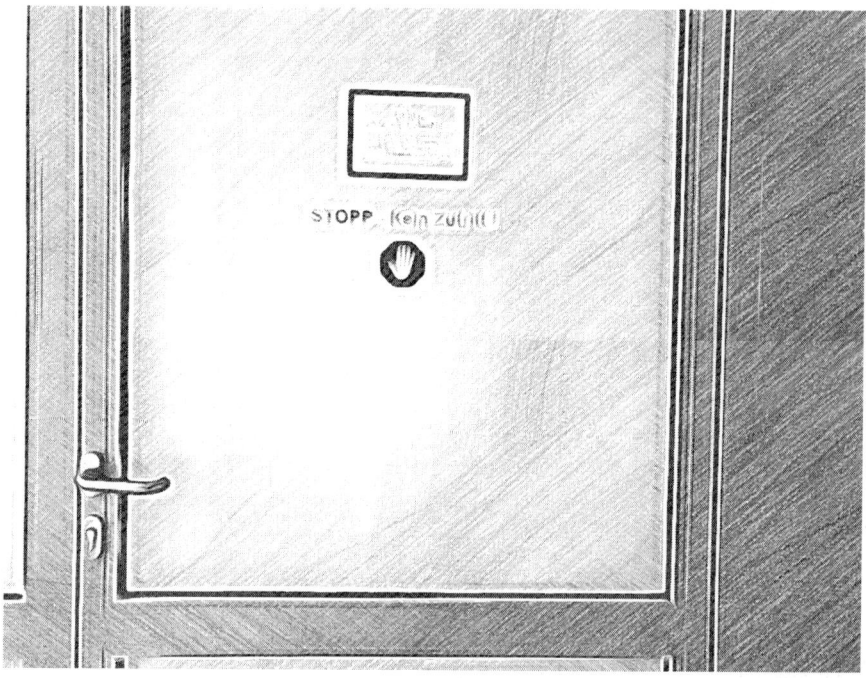

Die Kommunikation mit einem Komapatienten in der Welt des Schweigens beginnt vor der Tür. Der Besuchende braucht eine Stille in sich, in der sich zeigen kann, was er nicht erwartet und nicht erzwingen will. Er braucht die Bereitschaft, sich vom Patienten zu dessen Kommunikationsangeboten jenseits der Worte führen zu lassen.

Die Außenwahrnehmung hat zwei Aspekte. Zum einen nehme ich mich als den zunächst außenstehenden Menschen und meine Befindlichkeit wahr. Zum anderen schaue ich mir die Umgebung um das Patientenzimmer an.

I.a Selbst- und Raumwahrnehmung

Ich gehe in Kontakt mit mir. Je mehr ich mir meiner Befindlichkeit bewusst bin, umso besser gelingt mir eine resonante Haltung gegenüber dem Patienten. Eine Atemwahrnehmung ist hilfreich. Einige Minuten bewusstes Atmen helfen, mich zu spüren. Die Stille eröffnet dabei einen anderen Blick auf mich und die Welt. Stille klärt die Wahrnehmungsfähigkeit. Im schweigenden Atmen schaffe ich eine Balance zwischen dem Anspruch von Aneignung und Geschehenlassen.

Dann fühle ich mich in meine körperliche Befindlichkeit ein. Ich gehe meinen Körper durch und nehme wahr, wie ich anwesend bin. In der körperlichen Präsenz drücken sich Offenheit und Verschlossenheit aus. Ich achte darauf, was mich bewegt. Es geht nicht darum, mich loszuwerden (was ja sowieso nicht geht), sondern achtsam für mich und mein Ergehen zu sein. Dieses *Ergehen* bedeutet ein Wissen und Spüren um meine Themen und die daraus resultierenden Perspektiven. So kann ich unterscheiden, was mich selbst bewegt und was mich als Bewegung (möglicherweise) vom Patienten berührt. Mit einem Patienten in einem anderen Bewusstseinszustand in Beziehung zu treten, braucht körperliche, geistige und seelische Gestimmtheit. Ich vergleiche das mit Bogen, Saiten und Klangkörper eines Streichinstruments. In der richtig eingeübten Haltung, für die es Handwerkskunst und Intuition zugleich braucht, wird aus Berührung und Resonanz ein Ton.

Wenn ich mich *gestimmt*[12] fühle, schaue ich mir die Umgebung des Patientenzimmers an. Ich achte auf das, was sich um das Zimmer herum bewegt und tut. Dort gibt es verschiedene Arten der Betriebsamkeit. Ich kann mich damit inhaltlich auseinandersetzen oder die Dynamik des Geschehens wahrnehmen. Beides führt mich in unterschiedlicher Weise in Kontakt mit den Menschen, die um das Zimmer herum tätig sind oder einen Auftrag beim Patienten haben. Jeder zeigt in der Weise seines Handelns und Sprechens etwas vom Eindruck, den der Patient hinterlässt. Das sind Ausdrucksweisen eines kommunikativen Geschehens. Ich lasse diesem Schritt so viel Raum, bis ich genug Bereitschaft spüre, mich in der Begegnung vom Patienten führen zu lassen. Mein und sein Interesse (*dabei sein, anteilnehmend sein*) können einen gemeinsamen (*transpersonalen*) Raum öffnen.

I.b   Umgebungswahrnehmung

Ich gehe in die unmittelbare Begegnung. Sie beginnt am Übergang ins Patientenzimmer. Diese Schwelle kann vom Gang der Station unmittelbar ins Zimmer führen. Es kann auch eine Schleuse dazwischen liegen.

Auf dieser Intensivstation sind die Zimmer mit einem oder zwei Betten bestückt. Es gibt aber auch Stationen, bei denen mehrere Patienten – abgegrenzt durch mobile Trennwände – um eine Kanzel positioniert sind.

An dieser Schwelle mache ich mir bewusst, dass ich den Bereich des Patienten betrete. Ich komme in *sein Reich*, in dem er für eine Zeitspanne lebt. Ich schaue mir diesen temporären Lebensraum eines Menschen aus unterschiedlichen Perspektiven an. Dazu suche ich die Spuren an Raum und Mensch, die Geräte, Zugänge oder Eingriffe hinterlassen haben. Dabei kann ich auch Eindrücke vom pflegerischen Tun gewinnen. Die Lagerung und Versorgung des Patienten oder die Vorbereitung von Hilfsmitteln zeigen etwas davon.

Der Patient ist gebettet, versorgt und »schön gemacht«; er kann aber auch Spuren massiver Interventionen zeigen oder aufgedeckt und nackt sein. Schließlich kann es Persönliches im Zimmer geben, was auch in unterschiedlichen Qualitäten zum Ausdruck kommt: Kleidungsstücke verschiedenen Zustands, bereitstehende Koffer

---

12 Die Formulierung »*in Stimmung sein*« kann die Haltung vielleicht noch besser beschreiben. Gerade auch, wenn es dann nach *Motivation* klingt. Denn es geht ja genau darum, dass ich in Bewegung komme durch das, was mir entgegenkommt.

4 Das Projekt

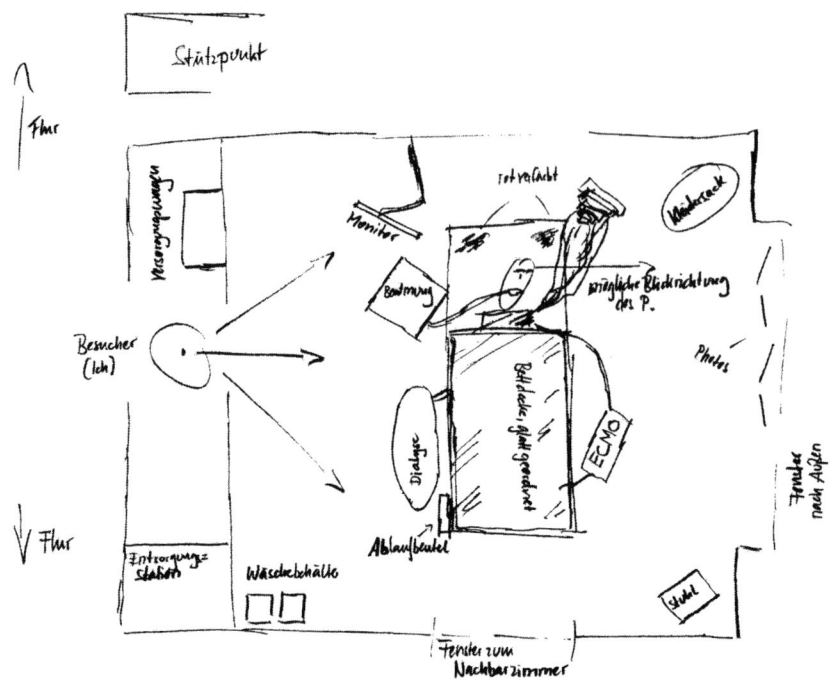

Abb. 4.1: Beispiel einer Raumskizze

oder ein Sack mit dem Logo des Klinikums mit den Habseligkeiten des Patienten. Manche Zimmer wurden mit Fotos gestaltet, die vom Patienten erzählen, oder der Patient hat etwas auf dem Bett liegen oder in seiner Hand. Das können Symbole von Beziehung, Trost, Religion oder Spiritualität sein. Dahinter oder darunter wird der Patient körperlich präsent.

Ich schaue hin, wie ich ihn als Subjekt im Versorgt- und Behandeltsein erkennen kann. Ein Teil wird dabei von dem beeinflusst, was ich schon weiß; ein anderer Teil des Eindrucks entsteht von dem, was sich *zeigt*. Zwischen beidem liegt der Ausdruck der spezifischen Weise, wie dieser Mensch an seiner Lage teilhat und teilnimmt. Zuerst wurde der Patient medizinisch und pflegerisch versorgt. Der Zeitpunkt meines Kontakts zu ihm ist später. Ich suche nach einem Zugang[13] zu ihm, um wahrzunehmen, wie er sich mit und in dem, was mit ihm gemacht wurde, zeigt und wozu er sich nicht im Wachbewusstsein verhalten konnte. Ich schaue auf Spuren des *Gleichgewichts der Kräfte* zwischen *Machen* und *Geschehen:* Was macht der Patient in dem, was mit ihm geschieht? Wie viel vom Menschen ist zwischen den Maschinen erkennbar und wie zeigt der Patient sich in der Erkennbarkeit? Dafür ist eine

---

13 Für den Mediziner bedeutet das Wort, einen Zugang in den menschlichen Körper über Arterien und Venen im Bereich der Extremitäten bzw. im Hals- oder Leistenbereich zu finden und zu legen. Für die *Struktur zur Tiefenwahrnehmung* bedeutet es, einen Zugang in die personale, geistige und leibseelische Präsenz zu finden. Das Wort wird dann in einem über das medizinische Verständnis hinausgehenden Sinn verwendet.

Raumskizze (▶ Abb. 4.1) hilfreich. Ich habe im Zeichnen immer wieder erfahren, dass ich damit den Patienten aufmerksamer wahrnehmen kann. In der Skizze markiere ich Punkte, zu denen ich mich hingezogen fühle und notiere meine Eindrücke dazu. Ich kann mich dadurch dem körperlichen Ausdruck des Patienten annähern.

II Tiefenwahrnehmung

Mit Hilfe der Raumskizze finde ich einen Ort für den näheren Kontakt. Ich bin an einer tieferen Begegnung interessiert. Deshalb ist es wichtig, sensibel in der Wahrnehmung zu sein, ob der Patient diese zulassen könnte. Ich achte auf meine Befindlichkeit und bleibe in einem inneren Dialog mit mir, um Unruhe oder Widerstände richtig zu verstehen; sie können Anteil eines ablehnenden Ausdrucks des Patienten sein.

Ein Teil dieser Gefühle begleitet mich mehr oder weniger immer, wenn ich Menschen in ihrem ausgelieferten Zustand auf der Intensivstation erlebe. Ich versuche deshalb zu unterscheiden, ob es meine Unruhe oder die des Patienten sein kann. Oft habe ich erlebt, dass nach dem Aussprechen einer Empfindung vom Patienten eine körperliche Resonanz kommt und bei mir Ruhe einkehrt. Dann kann ich dem Patienten sagen: *Ich spüre Unruhe, und ich nehme wahr, dass diese ein Teil Ihres momentanen Erlebens sein kann.* Sollte hingegen der Widerstand in mir zunehmen und es keinen Weg geben, mit dieser Energie Beziehung aufzubauen, dann verabschiede ich mich. Ich respektiere, dass es auch bei einem Komapatienten Zeiten oder Umstände gibt, in denen keine tiefere Begegnung möglich ist.

II.a Begegnung beginnen

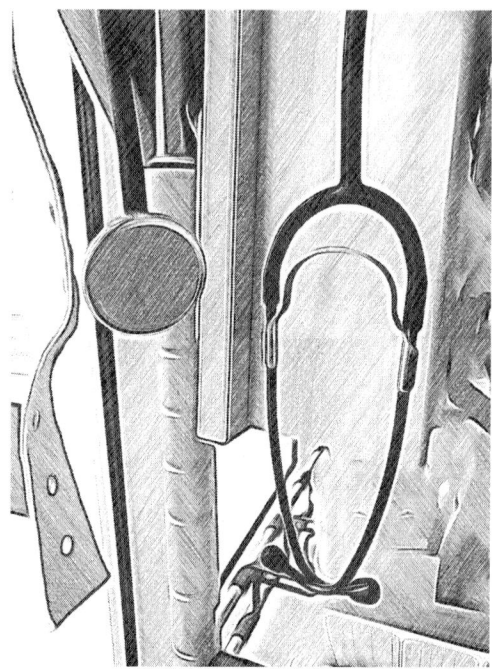

Stille ist eine zentrale Haltung in der Tiefenwahrnehmung. Im Schweigen kann sich ein Resonanzraum zwischen dem Besuchenden und dem Komapatienten öffnen.

Ich begrüße in der Anfangsphase der Begegnung den Patienten. Ich stelle mich vor, wie ich es bei einem Menschen im Wachbewusstsein auch tun würde: »*Guten Tag, mein Name ist ... (Name). Ich bin ... (Funktion) auf der Intensivstation und besuche Sie heute.*« Diese Begrüßung kann durch eine Initialberührung unterstrichen werden. Wenn ich das tue, benenne ich, wo ich den Patienten berühre. Ich spreche an, wenn dabei eine Resonanz wahrnehmbar ist: »*Ich berühre Sie mit meiner rechten Hand an ihrer rechten Hand. (Pause) Dabei nehme ich wahr, wie Sie ein Auge unter dem verschlossenen Lid bewegen.*«

Begegnungen zwischen Menschen auf verschiedenen Bewusstseinsebenen sind nicht einfach. Ein Blick über die Intensivstation hinaus in das alltägliche Leben kann das veranschaulichen. Ähnlich schwierige Begegnungen kann es mit Kindern, in extremen Erfahrungen (Trauer, Gewalt, Trauma), bei Demenz, in außerordentlicher Einsamkeit und zwischen verschiedenen Kulturen geben. Dabei sind auch Gefühle der Peinlichkeit, Lächerlichkeit oder Vergeblichkeit des Unterfangens möglich. Solche Gefühle sind normal. Sie drücken auch etwas von der Besonderheit, Zerbrechlichkeit oder Herausforderung der Situation aus. Man geht dabei aus einer eingeübten Sicherheit heraus.

Das ist nicht einfach, aber allein das hat schon einen Wert in sich: Ich zeige mich in einer für den Patienten hilflosen Lage vielleicht auch hilflos. Möglicherweise habe ich sogar ein Gefühl der Scham. Das ist gut! Anstatt aufzugeben, wenn sich dieses Gefühl einstellt, lohnt es sich, in aufmerksamer Wahrnehmung zu bleiben; auch mit sich und seinen Ansprüchen! Diese können nämlich dem *Anspruch* durch den anderen im Weg stehen und die Resonanz verschließen. Manche Patienten sagen im Nachhinein, dass sie sich schämen, so ausgesetzt vor fremden Menschen gelegen zu haben. Ein anderer Teil hingegen ist froh, in diesem Zustand wahrgenommen (auch von Fremden) und besucht worden zu sein. Daher fühle ich mich in die Befindlichkeit des Menschen gegenüber ein und bin offen für seine Erfahrungen, die er auf einer anderen Ebene (körperlich, geistig) anbietet. Das ist eine *komplementäre Qualität* von Kommunikation.

Für die Begegnung nehme ich mir 20 Minuten Zeit. Mir hat dafür neben meiner Meditationserfahrung das Wissen geholfen, dass es im Koma weder Zeit noch Raum gibt. Dann ist dieser geradezu verschwenderische Zeitraum auch eine mögliche Annäherung an Zeit und Raum des Patienten. Damit kann ich mit dem, was sich zeigen will (aber nicht zeigen muss!) in Kontakt kommen.

II.b   Resonanzräume

Zwei Angebote zur Kommunikation sind bei der Annäherung an den Patienten offensichtlich und leicht zu fassen. Das erste sind die Monitore. Ein Monitor zeigt die Vitalparameter Herzfrequenz, Sauerstoffsättigung, Blutdruck und Atemfrequenz; manchmal auch die Körpertemperatur. Ein anderer Monitor gehört zur Beatmungsmaschine. Darauf kann man die Einstellungen für das Beatmungsmanagement ablesen. Mehrere Kurven zeigen den Verlauf der Beatmung.

Mit diesen Werten zeigt der Patient etwas von sich. Das können Reaktionen auf eine Behandlung oder pflegerische Maßnahme, aber auch eine Resonanz auf Ansprache und Berührung sein.

»Mein kleines Kind« – Kommunikation über den Monitor

Die Patientin wurde als Notfall eingeliefert. Bald danach kam der Partner mit dem einzigen Kind der beiden auf die Station. Er war äußerst wütend. Die Einschätzung eines Arztes gab ihm dazu den Anlass: »*Vielleicht schwerer Hirnschaden, wir werden noch sehen; setzen Sie sich damit auseinander, dass nichts mehr zu machen ist.*« Solche Gespräche erlebe ich glücklicherweise fast nicht. Sie werden weder dem Patienten noch den Angehörigen gerecht. Aber hier ist es nun mal, warum auch immer, so gelaufen. Ich war nicht dabei; ich habe nur die Reaktion mitbekommen.

Der Partner stürmte aus dem Zimmer heraus, erkannte mich und drückte seine Empörung aus: »*Da brauchen Sie nicht mehr kommen; es ist sowieso nichts mehr zu machen.*« Und weg war er. Sein Sohn, etwa 14 Jahre alt, blieb noch am Fußteil des Betts stehen. Er schaute langsam zwischen mir und seiner Mutter hin und her. Sein Blick sprach Bände: »*Das glaube ich nicht!*« Wir konnten nicht in Kontakt kommen, denn der Vater kam schnell zurück, packte ihn an der Hand und ging mit ihm weg.

Der Blick des Kindes hat mich berührt. Das wollte ich der Mutter sagen. Ich empfand es so, dass sie das hören musste. Zu schnell sind die beiden – verständlicherweise – vorerst gegangen.

Als ich ins Zimmer gegangen bin, habe ich die Patientin still und fast steif im Bett liegend wahrgenommen. Die einzige körperliche Bewegung kam durch den maschinellen Beatmungsvorgang zustande.

Herzfrequenz, arterieller Blutdruck und Atemfrequenz bewegten sich wie auf einer ununterbrochenen Wellenbewegung. Kein Wert änderte sich. Die Beatmungsmaschine war auf maximale Unterstützung eingestellt.

Ich habe einige Zeit auf die Monitore geschaut und dabei den Blick des Kindes nicht vergessen. Dann bin ich zur Patientin gegangen, habe sie angesprochen und mich vorgestellt: »*Mich hat sehr berührt, wie ihr Sohn sie angeschaut hat. Ich kann mir vorstellen, was er ihnen bedeutet. Vielleicht kann ich diese Verbindung zwischen ihnen beiden mit einem Kinderlied (Schlaflied) würdigen; so wie sie seit seiner Geburt miteinander verbunden sind.*« Ich habe das Lied »*Guten Abend, gute Nacht*« gesungen. Danach kam es zu einer kurzen Veränderung im Atemrhythmus. Ich habe zur Patientin gesagt: »*Ich habe wahrgenommen, dass Sie für einen Moment anders geatmet haben. Ich singe das Lied nochmal vor; vielleicht zeigen Sie ja auch noch mal die Veränderung.*« So ist es auch beim zweiten und dritten Mal geschehen.

Das war mir genug. Diese Erfahrung hat mich Kraft gekostet. Ich habe mich bedankt und verabschiedet.

Leider konnte ich diese Wahrnehmungen nirgends einspeisen. Aber etwa fünf Jahre später gab es eine Resonanz. Wir wurden informiert, dass die Patientin überlebt hat. Zwar war sie ein Pflegefall und blieb schwer krank. Es wurde aber ausgerichtet, dass man als Familie in einem engen Kontakt miteinander blieb und es vor allem gut war, dass sie am Großwerden des Kindes noch eine Zeit lang Anteil nehmen konnte. Das konnte sie damals schon zeigen: das Kind war ihr sehr wichtig!

Das zweite unmittelbare Angebot ist der Körper. Bevor wir ein Wort sagen, spricht unser Körper. Die Anfertigung eines *Somagramms* (Keleman 1994) hat sich dafür als sinnvoll erwiesen (▶ Abb. 4.2). Ich zeichne den Patienten, wie ich ihn wahrnehme. Dabei markiere ich, was sich besonders ausdrucksstark zeigt. Ich kann beim Zeichnen der Frage Raum geben: »*Was zeigt er (mir) damit?*« Das Somagramm ist keine Zeichnung vom Patienten, sondern ein Hilfsmittel, seine Körpersprache zu deuten. Ich bekomme damit keine Erklärung oder exakte Zuschreibung, sondern eine Spur, die sich auf die nonverbale Interaktion zwischen uns beziehen kann.

»Ich bin da« – Arbeit mit dem Somagramm

Lange Zeit bin ich bei dem Patienten gesessen und habe an einem Somagramm gezeichnet. Dabei habe ich ein zunehmendes Erstaunen bei mir festgestellt. Etwas schien mir mit den Proportionen, die ich sehen konnte, und der Energie, die vom Patienten ausging, nicht zusammenzugehen.

Zuerst lag meine Aufmerksamkeit auf dem kräftigen Körper, der sich durch die ihn umhüllende Decke abzeichnete. Die Füße ragten darunter heraus. Sie wirkten tumb und stämmig, wie von einer Statue.

Immer wieder wanderte mein Blick auf sein Gesicht. Es war straff, fast rosig. Die zugekniffenen Augen wirkten wie bei einem Kind, das sich die Hände vor das Gesicht hält und sagt: »*Ich bin unsichtbar.*« Ich markierte in meiner Skizze das Gesicht leuchtend; den Rest des Körpers schwerfällig. Die Pfeile, mit denen ich markiere, wo ich ein Strömen in die Welt wahrnehme, zeichnete ich im Kopfbereich. Ich blieb in der Wahrnehmung des Gesichts. Nach einiger Zeit hatte ich den Eindruck, ein Kind wäre hier, obwohl ein Erwachsener im Bett lag. Das sprach ich aus. Dabei entdeckte ich eine sehr zarte Bewegung eines geschlossenen Auges. Ich wiederholte den Eindruck und nahm – mit viel Unsicherheit – diese Bewegung wieder wahr.

Bei einem weiteren Besuch knüpfte ich daran an; die Resonanz war vergleichbar.

Nach dem Erwachen hatte der Patient einen längeren Behandlungsweg in der Klinik. Wir hatten keinen unmittelbaren Kontakt, da er auf eine andere Station verlegt wurde. Nach mehr als zwei Monaten treffe ich ihn in der Klinik. Er läuft; sehr beschwerlich, aber immerhin. Ich erkenne ihn sofort an seinem Gesicht. Wir kommen ins Gespräch und er lädt mich in sein Zimmer auf der anderen Station ein. Er erzählt viel über seinen Aufenthalt auf der Intensivstation und »seine Rettung aus dem Koma«. Darauf frage ich ihn, ob er weiß, *was* ihn gerettet hat. Er muss nur kurz überlegen: »*Meine Tochter. Sie ist am Gang der Station auf- und abgelaufen und hat nach mir gerufen. Ich habe ihre Stimme gehört.*« Ich erkläre, dass ich darüber staune; von diesem Besuch sei mir nichts bekannt. »*Das ist klar. Sie ist ja auch erst vier Jahre alt. Sie war sicher nicht da, weil ich gar keinen Kontakt zu ihr haben darf. Aber sie hat mich gerettet.*« Ich frage, ob ich eine Notiz aus meinen Besuchen bei ihm vorlesen darf. Das will er gerne hören. Ich lese den Eintrag zum Somagramm und dem Bild, das ich dabei wahrgenommen habe, vor. Dazu meint er: »*Sage ich doch, meine Tochter war da und hat mich gerettet!*«

Die Zeichnung hilft mir beim Einfühlen. Manchmal kann ich einen bestimmten Ausdruck oder eine Haltung bei mir nachformen. Im Sinne von *Kelemans* Methodik braucht es dafür kein ausdrucksstarkes Spiel, sondern intuitives Spüren in meinen entsprechenden Körperbereich als Spiegelzone für den Kontakt zum anderen Menschen. Wenn mir ein Körperbereich in seiner energetischen Präsenz beim Patienten auffällt, kann ich dies in mir nachformen: zugekniffene Augen, einen Leib unter Druck, einen eingezogenen Brustkorb, eine Stellung der Lippen etc.

Auch die Atmung zeigt etwas von der menschlichen Befindlichkeit. Ich kann sie beim Patienten auf verschiedene Weise beobachten. Eine Möglichkeit ist, dem Atemrhythmus des Patienten zu folgen. Das ist eine Form des Mitfühlens. Wenn ich dabei etwas wahrnehme, spreche ich das aus als Form der Anteilnahme. Seine Beatmung ist allerdings ein komplexes Phänomen. Der beatmete Mensch kann aus verschiedenen Gründen nur eingeschränkt oder nicht selbst atmen. Wenn ich seinen

Atemrhythmus am Monitor beobachte, dann ist das immer ein mehr oder weniger gesteuerter Vorgang. Im Zusammenspiel von Mensch und Maschine bildet die Atmung trotzdem etwas Individuelles ab.

Unterschiedliche Einstellungsmöglichkeiten der Beatmungsgeräte erlauben es dem einen Patienten fast vollständig selbst zu atmen, während der andere fast gar nichts zu seiner Beatmung beitragen kann.

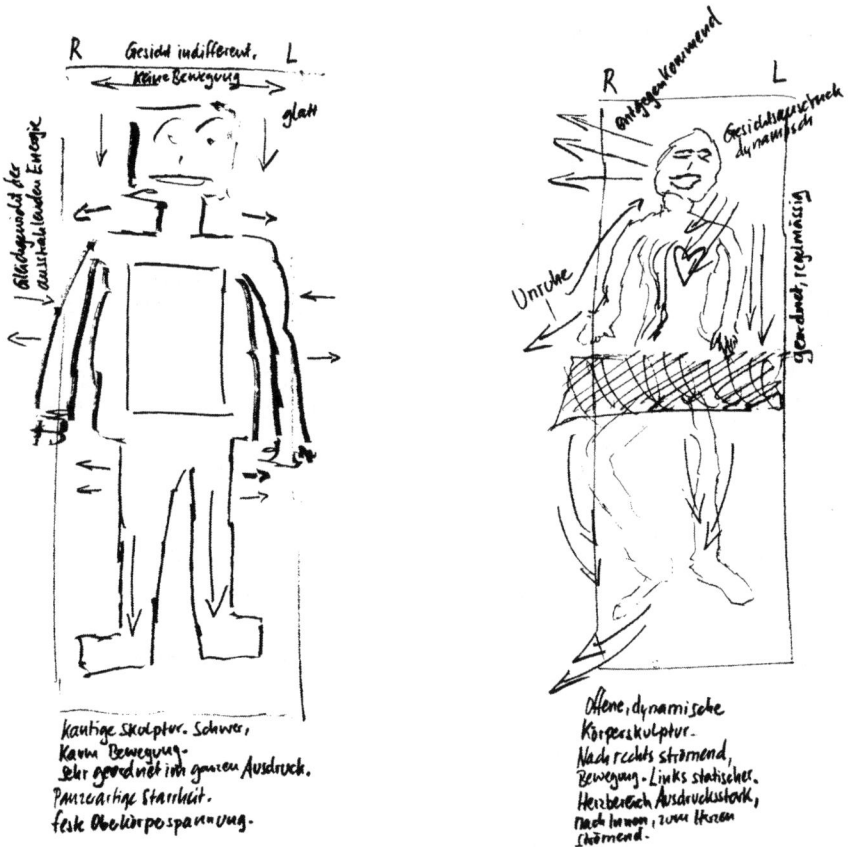

Abb. 4.2: Zwei Beispiele für unterschiedliche Dynamiken, festgehalten im Somagramm

Beatmung und Organersatzverfahren stellen ein sehr komplexes Geschehen dar, bei denen auf medizinisch-technischer Ebene eine Art Dialog mit dem Patienten stattfindet. Ich finde es notwendig, mit den Behandelnden zu sprechen, um zu verstehen, was diese Interventionen bewirken und was der Patient damit macht. Das ist auch ein Teil der Wahrnehmung und Ausdruck einer Kommunikation mit dem Patienten.

Gefühle und körperliche Veränderungen sind Bewegungen auf unterschiedlichen Ebenen. Ich brauche eine fein gestimmte Aufmerksamkeit, um meine Gefühle weder exakt als Gefühlsausdruck des Patienten noch als ausschließlich meiner eigenen Befindlichkeit wahrzunehmen. Gefühle haben eine wechselwirkende Qualität. Über unsere Spiegelneuronen ist es uns möglich, dass wir uns in einen Menschen einfühlen können. Dafür muss dieser sich nicht erklären. Aber Einfühlung stellt eine *Anteilnahme* her; sie schafft kein *Wissen*. In diesem Sinne spreche ich auch aus, was ich fühle und achte darauf, welche Resonanz es erzeugt. Der Komapatient ist in einem Zustand, den er mit vertrauten Begriffen nicht beschreiben könnte. Diese menschliche Grunderfahrung ist für ihn vernebelt.[14] Die Wahrnehmung von Gefühlen bekommt die Bedeutung einer *empathischen Kommunikation*. Ich lege in mein verbales Beschreiben Empfindungen, die sich dabei in mir spiegeln. Auch notiere ich mir diese Erfahrungen, weil sie für den erwachten Patienten ein Angebot darstellen können, wirksam und sichtbar gewesen zu sein.

»Hand in Hand« – Ein kleiner Impuls erzählt von der Persönlichkeit

Dreimal habe ich diesen Patienten besucht. Er war an allem angeschlossen, was die Station aufbieten konnte: Beatmung, ECMO, Dialyse und eine Unmenge an Infusionen, Zu- und Ableitungen.

Die ersten beiden Kontakte hatten für mich eine Erfahrung gemeinsam: ich konnte nichts fassen, was diesen Patienten ausmacht. Auch habe ich kaum Lebendigkeit bei ihm wahrgenommen. Das mag an den vielen Maschinen liegen. Trotzdem hatte ich nicht den Eindruck, mit ihm nicht in Kontakt bleiben zu können. Zwei Angehörige, die regelmäßig kamen und ihm sehr nahestanden, lösten bei mir ein ähnliches Gefühl aus. Trotzdem blieb ich mit ihnen auf ihren Wunsch hin regelmäßig im Gespräch und Zuhören. Oft war es ein gemeinsames Schweigen. Sie haben mich auch gebeten, Ihren Angehörigen weiterhin zu besuchen. »*Das wird schon sinnvoll sein*«, drückten sie ihre Bitte aus.

Beim dritten Kontakt mit dem Patienten war es gegen Ende anders. Zuerst blieb ich wieder in einer unklaren Wahrnehmung, schwieg, schaute hin, spürte nach und machte mir einige Notizen. Ein inneres Bild tauchte auf, undeutliche Farben und unscharfe Formen. Das benannte ich; eine Resonanz konnte ich nicht greifen. Dann fasste ich nochmals die Hand als Impuls zur Verabschiedung. Dabei spürte ich auf einer tieferen Ebene ein Kitzeln. Es war, als ob sich eine Unruhe auf mich übertragen würde. Nach und nach spürte ich, wie mir im Wechsel heiß und kalt wurde. Ich sprach zum Patienten: »*Ich bin mir jetzt nicht sicher, ob ich Sie mit einer sanften Berührung beruhigen darf. Vielleicht täte das gut?*« Schon wollte ich ihn beruhigend berühren, blieb aber in der Bewegung stecken. Meine innere Unruhe wuchs. Ich kämpfte mit mir, etwas für ihn tun zu wollen oder es besser sein zu lassen. So vergingen Minuten. Schließlich entschied ich mich zur Verabschiedung, ohne noch etwas zu tun. Die Unruhe in mir ließ nach und mit Erleichterung habe ich das Zimmer verlassen. Vor dem Zimmer spürte ich nach und

---

14 Nach dem Erwachen erzählen Patienten, was sie im Koma gefühlt haben. Aber sie konnten sich nicht zu diesen Gefühlen verhalten oder haben nur schwer Begriffe gefunden, die Erfahrungen zu beschreiben.

verfasste ein möglichst detailliertes Protokoll über die Zeit, die ich zuletzt im Handkontakt und in meiner inneren Wahrnehmung mit ihm verbrachte. Unter das Protokoll schrieb ich: Heute mache ich mir keine Sorgen um ihn; der Patient hat eine enorme Kraft; er hat mich darin aufgehalten, ihn zu beruhigen; *der hat vielleicht schon begonnen, sich zurückzukämpfen.*

Der Patient hat die Behandlung sehr gut überstanden. Acht Monate später hat er mich angerufen, ob wir uns noch einmal treffen können. Ich habe mich darüber gefreut und ihn auch gefragt, ob wir unser Treffen auch zu einem Rückblick auf seine Komaerfahrung nutzen können. Er hat zugestimmt.

Wir saßen in einem Café außerhalb der Klinik. Er hatte nicht das Bedürfnis, noch einmal auf die Station zu kommen.

In den Monaten nach der schweren Erkrankung hatte er sich schnell erholt. Noch immer beschäftigte ihn aber die Frage: »*Wo war ich, als ich im Koma war?*«

Ich habe ihn um Erlaubnis gebeten, ihm das Protokoll von der letzten Begegnung, die ich mit ihm in seiner Komaphase hatte, vorzulesen. Als er hörte, wie ich ein feines Kitzeln in seiner Hand wahrgenommen habe und mit einer Unruhe und Unsicherheit, ob ich ihn beruhigen sollte, gekämpft habe, lachte er. *Das sei so typisch für ihn: Wenn er eine Krise habe, dann zeige er nichts von sich. Er mache die Dinge gerne mit sich selbst aus. Aber wenn er dann spüre, dass er wieder weiterkomme im Leben, dann jucke es ihn in den Händen und er wolle allein beweisen, was gehe. Auf keinen Fall wolle er Trost.* Als wir uns verabschiedeten sagte er: »*Ist schon gut, dass ich auch im Koma wahrgenommen werden konnte, wie ich bin. Erinnern tu ich mich aber immer noch an nichts.*«

Einfacher ist es, wenn der Patient sich in einer körperlichen Bewegung ausdrückt. Diese kann sehr basal sein, etwa eine Verstärkung der Energie im Handkontakt. Es kann aber auch ein kleiner mechanischer Impuls sein. Ich spreche beides aus und beschreibe die empfundene Qualität. Wenn ich eine tragfähige Beziehung mit dem Patienten verspüre, ermutige ich ihn, diesen Impuls oder diese Bewegung zu wiederholen. Das kann sich zu einem kleinen, aber ausdrucksstarken *Dialog* entwickeln.[15]

Für jeden Schritt lasse ich mir Zeit. Immer spreche ich aus, was ich bei mir oder beim Patienten wahrnehme. Dabei benenne ich auch, wenn sich Resonanz bei ihm oder bei mir zeigt. Dazu mache ich mir Notizen. Das Aussprechen und das Notieren haben eine *Ankerfunktion*. Ich setze mit meiner Notiz, aber vor allem mit dem zum Patienten hin ausgesprochenen Wort einen *Anker*. Ich weiß nicht, ob er sich auf einem Grund verfängt. Das kann dann der Fall sein, wenn er eine unmittelbare Resonanz zeigt, dann haben wir einen Haltepunkt für eine spätere Rekonstruktion.

Schweigen ist während des ganzen Kontakts mit einem Patienten ein wesentlicher Teil der Begegnung, der sich wiederholen wird. Damit bleibe ich auf einer konsistenten Ausdrucks- und Wahrnehmungsebene mit dem Patienten.

Zusätzlich können Klang, Gesang oder Musik sinnvolle *Instrumente* sein, um leichter einen Zugang zur Stille zu finden. Außerdem kann Klang und Rhythmus

---

15 Arnold Mindell bezeichnet das als *Amplifikation* (Mindell 2013).

für den Patienten hilfreich sein. Er ist zunächst durch die Geräusche der Station von einem *aufregenden* Klanggewebe umgeben. Auf ihn dringen Stimmen und Geräusche unterschiedlicher Emotionalität und monotone, schrille und mechanische Klänge ein. »*Ich dachte, ich wäre am Hauptbahnhof*«, hat ein Patient bald nach dem Erwachen gesagt. Im Komazustand gibt es für den Menschen keine Zeit und keinen Raum. Alles geschieht. Das hat bedrohliche Qualitäten: »A*lle waren hinter mir her, sie wollten mich töten; alles geschah in einem ununterbrochenen Fließen.*« Insofern sind Musik und Singen auch ein Angebot an die Tiefenwahrnehmung des Patienten. Klang schafft Raum, und Rhythmus erzeugt Struktur. Es beginnt mit dem Sprechen, das schon die Qualität einer Melodie haben kann: langsam, wiederholend, ruhig: »*In dem ganzen Gewirr war die singende Stimme meines Vaters meine Rettung. Immer wenn ich sie hörte (wobei hören nicht beschreibt, was ich erfahren habe; eher: sie war da) wusste ich (wobei ich nicht sagen kann, woher ich das ›Wissen‹ genommen habe), dass ich gehalten bin.*«

Musik und einfaches Singen können dazugehören, außer spezielle Vorlieben des Patienten sind bekannt. Diese haben dann aber in der Begegnung zwischen dem Patienten und seinen Angehörigen einen sinnvolleren Platz. Ich setze Musik ein, von der ich weiß, dass sie aus einem seelischen Prozess entstanden ist. Das ist für mich beispielsweise bei den Variationen »*Für Alina*« von *Arvo Pärt* der Fall.

»Jetzt kann ich erzählen« – Musik weckt die Erinnerung

Der Patient hat bei mehreren Besuchen nach seinem Erwachen immer wieder davon gesprochen: »*Ich weiß nicht, was ich im Koma erlebt habe. Was mich am meisten belastet ist, dass ich schon zum zweiten Mal im Koma lag. Das erste Mal ist zehn Jahre her. Und auch dieses Mal kann ich mich an nichts erinnern.*« Er kommt wiederholt darauf zurück. Darum biete ich ihm zuletzt an, ein Musikstück vorzuspielen. Diese Musik habe ich ihm in seiner Komaphase vorgespielt. Es ist »Für Alina« von Arvo Pärt. Er sagt dazu: »*Musik tut mir gut. Wenn ich bei meinem Physiotherapeuten bin, läuft auch immer eine schöne Musik.*« Er hört dem Stück zu, dann fängt er an zu weinen: »*Jetzt kann ich mich erinnern, was ich im Koma erlebt habe …*«

Wenn ich etwas singe, wähle ich ein Kinder- oder Wiegenlied. Das rührt in uns Geborgenheit und Unversehrtheit an. Musik kann eine mögliche Tiefenverbindung zwischen Menschen erzeugen. Manchmal genügen auch einfache Töne.

Es braucht dafür ein behutsames Herangehen. Ich spreche den Patienten an und erkläre ihm, was ich tun werde. Dabei achte ich auf Resonanzen. Fühlt sich das, was auf der Beziehungsebene geschieht, nicht stimmig an, lasse ich es bleiben.

»Schwingung« – Ein Klang verändert

Nach der Begrüßung und einer stillen Zeit berühre ich die Patientin an der Hand. Ich nehme Spannung, vielleicht sogar Widerstand wahr. Aber mit etwas Abstand kann ich gut stehenbleiben. Die Vitalparameter am Monitor bleiben ohne nennenswerte Veränderung. Der Gesichtsausdruck ist verkniffen, aber nicht verbittert. Eine Verschlossenheit. Ich spreche das aus, und drücke auch meine Unsicherheit aus, mit ihr in Kontakt zu treten. Ich nehme weder bei mir noch bei ihr eine Resonanz wahr. (Ich muss schmunzeln: vielleicht eine echte Fränkin? Den Menschen unserer Region sagt man ja eher eine Verschlossenheit nach …). In mir wächst der Mut, zumindest ein Angebot zu machen. Ich habe eine Kalimba[16] dabei und spiele ein paar Tonfolgen. Der Gesichtsausdruck wird weicher. Nach einiger Zeit zeigt sie keine Bewegung mehr. Ich beende die Begegnung und verabschiede mich.

Sie lag wenige Tage im Koma und ist bald aufgewacht. In der Zwischenzeit habe ich die Angehörigen kennengelernt. Vor allem der Bruder war mit Leidenschaft daran, seine Schwester zu unterstützen. »*Fällt es ihr schwer, Hilfe anzunehmen?*« Ihr Bruder legt dar, wie sie immer wieder in Schwierigkeiten komme, weil *sie nichts an sich heranlässt.* Ich lasse das so stehen; mein Eindruck ist, dass das Engagement des Bruders genügt, und mein Beitrag eher zu viel wird.

Aber ich treffe kurz vor der Verlegung auf eine Reha die Patientin noch einmal. Sie erzählt gleich, »*was für ein Filmriss das Koma war.*« *Aber das liege jetzt hinter ihr, das Leben gehe weiter.* Ich fühle mich angesprochen von ihrer Direktheit und zeige ihr die Kalimba mit dem Hinweis, dass ich ihr darauf schon einmal vorgespielt habe. »*Davon weiß ich nichts; aber spielen Sie halt mal ein paar Töne vor. Könnte ja besser klingen als das Gepiepse hier auf der Station.*« Ich spiele einige Zeit, was ihr zu gefallen scheint. Dabei fällt mir auf, dass die Gesichtszüge in ähnlicher Weise, wie ich es bei ihr im Koma wahrgenommen habe, weich werden. Als verschämt eine Träne fließt, höre ich auf und frage, was gerade passiert sei. »*Ach, ich habe da ein Thema, da müsste ich mir mal helfen lassen. Vielleicht musste ich dazu ganz tief abtauchen …*« Ich ermutige sie, auf der Reha zu fragen, ob sie psychologische Unterstützung bekommen könne. »*Das könnte mal eine Idee sein*«, verabschiedet sie mich. Ich drehe mich auf dem Weg aus dem Zimmer nochmal um und sage ihr, dass ich beim Spielen in ihrem Gesicht eine ähnliche Veränderung wahrgenommen habe wie vor ein paar Tagen, als ich ihr im Koma vorspielte. »*Davon weiß ich nichts*«, knurrt sie.

II.c Transpersonaler Raum

Was sich zwischen zwei Menschen in einer Begegnung ereignet und an der Oberfläche wahrnehmbar ist, ist nur ein Teil des Geschehens. Wir haben üblicherweise für die Oberfläche die meiste Aufmerksamkeit. Erst Schweigen und Stille ermöglicht eine Aufmerksamkeit für die tieferliegenden Bereiche der Beziehung. Das kann man auch außerhalb der Klinik üben. Ich kann mit Menschen zum Schweigen in einem Raum zusammenkommen oder ich setze mich allein einer Zeit der Stille aus.

---

16 Die »Kalimba« ist ein Musikinstrument, das zu den Lamellophonen gehört – mein Instrument besteht aus einem einfachen Brett, das als Resonanzkörper fungiert und auf dem Zungen aus Metall befestigt sind. Die Lamellen werden mit den Fingern gezupft. Dabei hält man das Instrument in beiden Händen. Es entstehen sanfte, warme Töne.

Die Wahrnehmung verändert sich, es entsteht ein Gefühl für Kommunikation jenseits von Worten. Das Besondere in der Begegnung mit Komapatienten ist der Fokus auf den *komplementären Aspekt der Kommunikation.* Worte sind dafür ein Hilfsmittel. In diese Tiefe kann ich, muss ich aber nicht finden.

Möglicherweise zeigt sich ein *inneres Bild.* Ich nehme wahr, was sich zeigen will. Je absichtsloser ich durch die persönliche Vorbereitung in die Begegnung gegangen bin und je gelassener ich Schweigen und Stille aushalten und gestalten kann, desto mehr werde ich zur Projektionsfläche. Innere Bilder sind ein Angebot der Begegnung. Zur Prognose oder Diagnose taugen sie nicht. Sie zeigen etwas: Farben, Konturen, ein Bild oder eine Szene. Wenn ich solches wahrnehme, spreche ich es aus. Dabei achte ich sowohl auf meine Gefühle als auch auf Resonanzen beim Patienten. Spüre ich, dass ich die Beziehung zum Patienten verliere, distanziere ich mich von dem Bild. Es ist dann meistens zu stark von mir beeinflusst. Bleibe ich ruhig und wachse im Kontakt zu ihm, beschreibe ich, was ich innerlich wahrnehme. Dabei schaue ich, ob es eine Resonanz beim Patienten gibt.

Erfahrungen mit *inneren* Bildern sind hier möglich, aber können nicht erzwungen werden. Ich schreibe mir *innere Bilder* auf. Sie haben mir eine Erfahrung geschenkt, die möglicherweise mit dem Patienten zu tun hat und etwas von seiner Teilhabe am Geschehen ausdrückt (Owen 2017). Ich biete diese im Gespräch mit Angehörigen an, wenn sie mich fragen, *wie ich den Patienten erlebe.* Oder ich verwende Sie, wenn der Patient das Bedürfnis hat, seine Komaerfahrungen zu verarbeiten.

II.d Begegnung beenden

Es ist angemessen, die Begegnung mit dem Patienten würdig zu beenden und ihm zu danken für das, was wir miteinander erfahren haben. Ich konnte einiges von ihm wahrnehmen. Vielleicht war es auch eine kurze Begegnung, in der ich nicht wesentlich in Kontakt gekommen bin. Das kann am Patienten liegen; ich respektiere aber, dass es ebenso mit meiner Person zu tun haben kann.

War es eine intensive Erfahrung, spreche ich das aus. Die Begegnung kann abschließend mit einem kurzen Satz zusammengefasst werden. Ich achte darauf, wie der Patient auf die Verabschiedung reagiert. Das spreche ich zuletzt aus. Nicht selten ist es eine Bewegung der Augen unter geschlossenen Lidern oder ein Impuls in der Hand (falls ich mit ihm in Handkontakt bin). Vielleicht hat er sich aber auch schon zurückgezogen. Ich kann in diesem Fall keine weitere Resonanz wahrnehmen. Dann sage ich: »*Jetzt ist es genug für heute. Ich danke Ihnen und verabschiede mich.*«

Ich erlebe manchmal nach kurzer Zeit, dass ich nicht mit dem Patienten in Kontakt komme; mitunter sogar starken Widerstand und aufkommende, nicht zu überwindende Unsicherheit spüre. An wem es liegt, weiß ich nicht. Aber ich gehe mit dieser Wahrnehmung aufmerksam um; eigentlich wie bei einer Begegnung im Wachbewusstsein. Dann ziehe ich mich nach der Vorstellung zurück. Für mich bedeutet das, die Würde des Patienten zu achten.

»Ich hau dich um!« –
Umgang mit Widerstand

In meinem Protokoll zu dieser Begegnung habe ich ausführlich von meiner Gestimmtheit vor dem Kontakt zum Patienten geschrieben. Ich war sortiert, entspannt; geklärt, was meine Themen anging. Kurzum: ich fühlte mich standfest und in guter Aufmerksamkeit für die Begegnung. Abgesehen davon hatte ich den »Segen« seines Lebensgefährten. Er konnte nicht kommen; während unserem Telefonat war er viel mit sich und seinen (privaten) Nöten beschäftigt. Vom Zimmer habe ich eine Raumskizze angefertigt. Dabei habe ich den Patienten in einer gut sichtbaren Präsenz erlebt. Auch habe ich den Punkt gefunden, wo ich mich hinstellen wollte. Der Raum war kompakt und übersichtlich. Bereits von der Schwelle aus konnte ich ein Somagramm anfertigen und mich dabei in kleinen Schritten an den Patienten annähern. Dabei nahm ich wahr, wie ich die Körperkontur zunehmend aufgeladener (»zackiger«) zeichnete.

Als ich dem Patienten am Fußende des Bettes gegenüberstehe, verändert sich meine Befindlichkeit. Mir wird unwohl; mein Puls steigt an. Ich will ihn nicht berühren. Ich notiere mir einen Satz zu meinem Empfinden: »*Ich fühle mich auf wackeligem Boden.*«

Mit jedem Schritt, den ich daraufhin zurücktrete, wird diese Befindlichkeit schwächer. An der Schwelle kann ich den Kontakt gut halten. Das spreche ich aus und bleibe einige Zeit.

Bei den Besuchen der nächsten Tage wiederholt sich das.

Am Ende der Woche ruft mich der Lebensgefährte an und spricht mit mir über die Lage seines Partners anhand dessen, was er von den Ärzten erfahren hat. Auch kündigt er an, dass er am Wochenende zu einem Besuch kommen will. *Was mein Eindruck sei,* fragt er mich. Ich beschreibe mein Erleben. Erleichtert erwidert er: »*Da bin ich schon froh, dass er auch in diesem Zustand ganz der Alte ist. Wenn ihm einer zu nahekommt, sagte er schnell mal: ›Dich hau ich um!‹*«

Ein Arzt, der ihn versorgt und behandelt hat, hat ihn auch so wahrgenommen. Aber (hoffentlich freut es den Patienten!) er ist ihm natürlich nahegekommen, um ihn zu intubieren und zu versorgen …

III Feldwahrnehmung

Um den Patienten gibt es Menschen, die wahrgenommen werden wollen. Dies sind im Wesentlichen die Angehörigen und die Mitarbeitenden, die gleichermaßen Wertschätzung erfahren wollen. Ob und wann diesem Bedürfnis nachgegangen werden kann, ist von den Gelegenheiten dazu abhängig.

III.a Begegnung mit Angehörigen

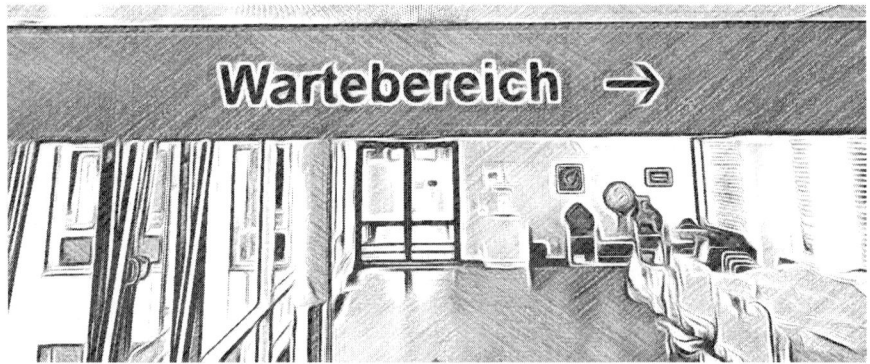

Ein anderes »Patientenzimmer« ist der Wartebereich als Ort des Gesprächs mit Angehörigen. Im Austausch mit den Angehörigen über das, was sie in ihren Begegnungen mit dem Komapatienten wahrnehmen, wird dem Patienten Raum für seine Anteilnahme gegeben.

Oft genügt eine kleine Frage, um die Angehörigen wahrzunehmen: »*Wie geht es Ihnen in diesem Geschehen?*« Dafür kann am Bett, außerhalb des Zimmers oder vor der Station Zeit und Raum sein. Wenn es vor dem Patienten geschieht, dann stelle ich mich sowohl bei den Angehörigen als auch beim Patienten vor; sollte ich ihn schon kennen, nenne ich ihm trotzdem meinen Namen und sage, dass er vermutlich den Klang meiner Stimme schon kennt.

Angehörige erleben eine Belastung, die mit einer mittleren Depression vergleichbar ist. Sie kämpfen mit dem Wunsch, ihrem Angehörigen zu helfen und fühlen sich zugleich fast hilflos und starr. Die Frage nach ihrem Ergehen und das aufmerksame, wertungsfreie Zuhören ermöglicht ihnen Struktur und Resonanz. Einige gehen zur Beantwortung der Frage gerne weg vom Bett und aus dem Zimmer hinaus, um *wieder für sich Raum zu finden* oder weil sie nicht *über* den Menschen in seiner Gegenwart sprechen wollen.

Es wird deutlich, wie sie sich mühen, den Patienten zu erreichen. Für sie schläft er *nicht einfach nur.*

Eine Angehörigenerinnerung –
Ein anonymer Beitrag

Du, ein Teil unseres Lebens, liegst im Koma. Die vielen Schläuche und ein Tubus in der Kehle sind verunsichernd und beängstigend. Wenn man das erste Mal am Bett in einer Intensivstation steht, fragt man sich: »*Wie wird das ausgehen? Was können wir hier tun?*«

Uns ist diese Intensivstation hier fremd, wir wissen nicht, wie man hier mit Patienten und deren Angehörigen umgeht. Nachdem wir allerdings die ersten Patientenkontakte des Personals aufmerksam beobachtet haben, sind wir beruhigt und erleichtert, denn wir können nun unbefangen etwas am Bett erzählen oder auch etwas vorlesen, ohne dass dies abwertend aufgenommen wird. Wir fühlen uns nicht mehr nur als nutzlose »Zuschauer«, sondern *teilen* uns *mit*, können *Anteil nehmen* an deinem Leid. Dieses Zimmer ist jetzt ein bisschen auch ein *Teil unseres Lebens*. Hier allerdings findet Leben in einer Art Zeitraffer statt. Alles fühlt sich ein bisschen *intensiver* an als im »normalen« Leben. Höhen und Tiefen wechseln sich hier schnell und oft unerwartet ab. Wir sind erleichtert und glücklich, als du aus dem Koma geholt werden kannst, uns zulächelst und unsere Hand drückst. Doch schon einen Tag später ist eine erneute Sedierung, ein künstliches Koma, notwendig.

Ich stehe am Bett und sehe dich weinen. »*Das kommt häufig vor. Das sind die Augentropfen!*«, höre ich vom Pflegepersonal. Was ich allerdings *wahrnehme*, ist etwas anderes. Ich *spüre* deinen Schmerz darüber, dass du trotz dieser Operation noch hier im Krankenhaus liegen musst, dass die erhoffte Besserung offensichtlich nicht eingetreten ist. Auch mir kommen die Tränen. Es sind Tränen der Hilf- und Machtlosigkeit. Aber sind sie das wirklich? Als ich die Tränen anspreche, habe ich den Eindruck, deine Tränen werden mehr. Wir weinen, jeder für sich und doch *gemeinsam*. Deine Tränen *bewirken* etwas in mir, sie nehmen mich ein bisschen mit in diese Welt des Seelenschmerzes, hierbei kann ich Dich *begleiten*. *Wir sind nicht allein* mit diesen Schmerzen.

Nun wird uns sogar noch der Anblick Deiner Tränen genommen. Ein neues Bild zeigt sich uns. Die Infektion ist so schlimm, dass du in Bauchlage gedreht wirst und deine Lunge, so die Aussage, »*nur belüftet*« wird. Du liegst ganz still da, keine Atembewegung zeigt sich mehr. Wir empfinden das als belastend. Gleichzeitig beruhigt uns die Anzeige auf dem Monitor, der uns deinen regelmäßigen und kräftigen Herzschlag zeigt. Du lebst hier mitten unter uns.

Einige Tage später wird uns gesagt: »*Wir wissen nicht, ob es diesmal ausreichen wird!*« Wir sind verwirrt. Was bedeutet das? Ich blicke die Ärztin an, die diese Nachricht überbringt. Dankbar erkenne ich, dass du auch hier, in diesem sterilen Umfeld, eine Spur hinterlässt. Hier ist ein Mensch, der *Anteil nimmt* an deinem und unserem Befinden. Diese Erkenntnis gibt mir die Kraft, zu wiederholen: »*Das bedeutet, dass alle medizinische Intervention diesmal vielleicht nicht ausreichen wird ...*«

Diese Nacht verbringe ich an deiner Seite. Ich fühle mich seltsam. Neben der Verzweiflung scheint da noch etwas anderes zu sein: Ruhe? Gelassenheit? Nicht-Wahrhaben-Wollen? Resignation oder Akzeptanz? Oder gar Sturheit? *Heute wird es reichen!* Sind das meine eigenen Gefühle oder spüre ich da was von dir? Was kann ich tun, um meiner Hilflosigkeit ein Ventil zu geben? Wie kann ich dir auch heute zeigen, dass ich hier an deinem Bett sitze, dass du nicht allein bist? Aus dem Erfahrungstopf einer langen, engen Beziehung zueinander und der Vertrautheit miteinander, schöpfe ich nun meine Kraft. Du hast Bücher immer geliebt. Vielleicht findest Du jetzt durch Vorlesen einen Anker?

Ich finde eine Traumreise: »Die goldene Kugel« (Hühn 2005). Instinktiv lasse ich beim Vorlesen meine »Hand mit einer goldenen Energiekugel« in einigem Abstand über deinen Körper wandern. Ich hoffe, dass dich meine Stimme in der jetzigen Situation genauso beruhigt, wie es an manchen gemeinsamen Abenden der Fall war.

> Die Nacht ist vorbei. Es hat gereicht! Du hast es geschafft! Ich bin mir unsicher, ob und wie viel ich dazu beigetragen habe. Dennoch denke ich, dass du etwas mitbekommen hast und ich eine »Antwort« von dir erhalten habe: »*Danke, dass du da warst und mir geholfen hast, diese Nacht zu überstehen.*«

Das, was wie ein *Schlafen* aussieht, hat eine andere Qualität. Das wissen die Angehörigen. Ich lasse sie erzählen (dazu hat sich durchaus ein guter Kaffee bewährt, den ich gerne auf der Intensivstation serviere), wie *sie* den Patienten wahrnehmen. Wenn wir am Bett stehen, beziehen wir ihn mit ein. Wenn die Sprache auf das kommt, was der Patient schon *ganz sicher* gezeigt hat, braucht es Fingerspitzengefühl. Denn in dieser belasteten Situation *will* man etwas sehen, und kleinste Zeichen sind ein Haltepunkt für die Hoffnung. Die brauchen Menschen, um bestehen zu können.

Durch die Frage nach dem Punkt, an dem der Patient aktuell in seiner Lebensgeschichte steht, können Sinnzusammenhänge erschlossen werden oder Interaktionen, die für den Patienten wichtig sein können, entdeckt werden. Das kann eine bedeutende Lebenserfahrung, ein ausstehender Entscheidungsprozess oder der Besuch bestimmter Menschen sein. Besonders der Besuch kleinerer Kinder hat eine hohe Bedeutung. Sie finden meistens einen intuitiveren und direkteren Kontakt zum Patienten. Wenn sie gut begleitet werden und die Mitarbeitenden sich Zeit dafür nehmen, sollten sie immer kommen können (DIVI 2022). Die Angst, was dabei mit ihnen geschehen könnte, ist meistens ein Ausdruck der verunsicherten Gefühlslage der Erwachsenen. Darüber sollte dann gesprochen werden.

Durch den Austausch mit den Angehörigen oder das Miterleben des Besuchs eines Kindes entsteht ein differenziertes Bild, bei dem sich etwas zeigen kann, was möglicherweise durch die Wahrnehmung beim Patienten schon eröffnet wurde. Ich frage, ob die Angehörigen das hören wollen und darüber ins Gespräch kommen wollen. Häufig wird das als Stärkung auf zwei Ebenen angenommen: die Angehörigen erzählen danach offener und vielschichtiger von Beobachtungen im Kontakt mit dem Patienten. Sie empfinden zudem eine Entlastung, weil sie ihren Angehörigen auch durch andere Menschen in einer fremden Situation konsistent wahrgenommen erleben. Dadurch können sie leichter einen Weg, der auch belastend verlaufen oder enden kann, mitgehen. Ich frage Angehörige, ob ich etwas von dem, was sie mir über den Patienten erzählt haben, in der Begegnung mit ihm einsetzen darf. Damit können Spuren von Resonanzen verstärkt werden.

Manchmal zeigen mir Angehörige, wenn wir am Bett stehen geblieben sind, welche Resonanzen sie beim Patienten erkennen oder auslösen. Auch wenn das vielleicht nicht wiederholbar ist, kann ich den subjektiven Wert einer Begegnung würdigen und sie unterstützen, diesen Weg weiterzugehen. Daraus ziehen sie auch Kraft, wenn sie über viele Tage oder Wochen ans Bett kommen.

Wahrnehmung im Kontakt mit Angehörigen bedeutet auch, Ablehnung für einen Kontakt zu akzeptieren und zu würdigen. Wenn Angehörige in dieser Lage noch sagen können, was sie nicht wollen, dann kann das heißen, dass sie sich (vorerst) gut im Blick haben und (noch) nichts weiter brauchen.

III.b Austausch im Team

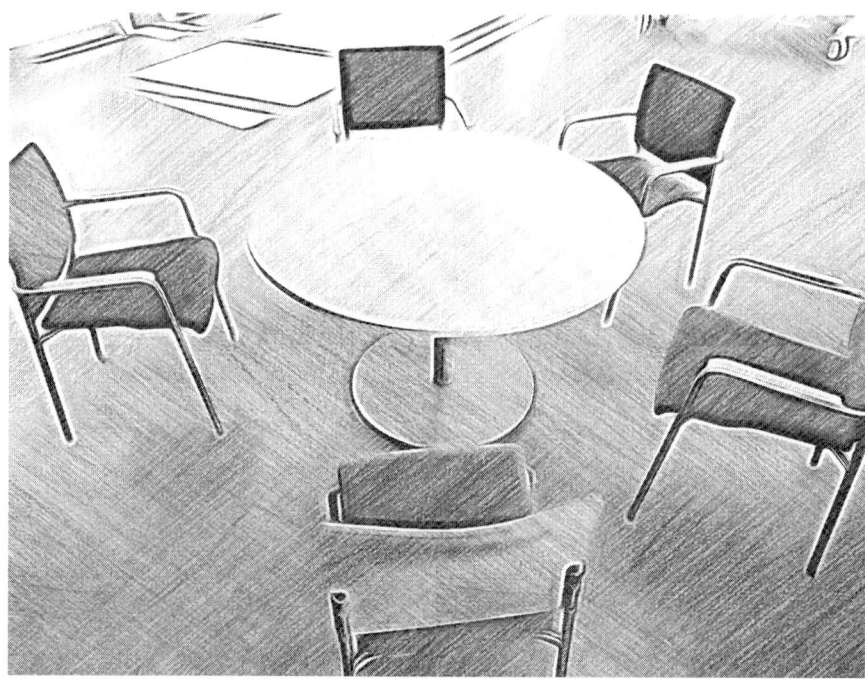

Aspekte einer Tiefenwahrnehmung im Behandlungsteam auszutauschen kann helfen, die Perspektive auf den Menschen hinter den Interventionen wach zu halten.

Wie weit Wahrnehmungen im interdisziplinären Miteinander ausgesprochen und reflektiert werden können, hängt von verschiedenen Faktoren ab. Das Gefüge um einen Patienten ist komplex. Es besteht aus medizinischem, pflegendem und therapeutischem Personal sowie aus Seelsorgenden und Angehörigen. Vielleicht kommen noch Sozialarbeiter und Betreuer hinzu. Auch Reinigungspersonal oder andere Servicemitarbeiter, die das Zimmer betreten müssen, interagieren in irgendeiner Weise mit dem Patienten. Vonseiten der Ärzte muss die Gestaltung der Behandlung und die Veränderungen im Therapieziel mit den Angehörigen besprochen werden. Neben solchen Gesprächen geht es für die Angehörigen viel um die Wahrnehmung des Patienten, besonders um die Frage: »*Wie könnte er zu dieser oder jener Entscheidung stehen?*« Bis schließlich aufgrund medizinischer Indikationen und des mutmaßlichen Patientenwillens eine Entscheidung getroffen wird, fließen unterschiedliche Kommunikationsebenen komplementär zusammen. Dazu gehört auch der Beitrag des Patienten. Ich ermutige Mitarbeitende, ihre Interventionen beim Patienten auch auf Resonanzen hin zu bedenken und einen Eindruck zu formulieren: »*Was hat der Patient gemacht, als ich mich in dieser oder einer anderen Weise mit ihm oder zu ihm verhalten habe?*« Mitarbeitende, die sich damit auseinandersetzen, zeigen sich schwingungsfähiger im Umgang mit den Angehörigen, die in der Regel auf verschiedenen Ebenen und sehr intuitiv mit dem Patienten kommunizieren.

IV Rekonstruktion

Wenn ich dem erwachten Patienten begegne, ist das eine neue Situation für uns beide. Zum ersten Mal nehmen wir einander im Wachzustand wahr, schauen uns an und sprechen vielleicht schon miteinander. Das ist ein berührender Moment, bei dem mich natürlich die Frage begleitet, ob er mich kennt. Manchmal ist das so. Ein Patient sagte mir sofort, nachdem ich mich vorgestellt habe: »*Klar, ich kenne Sie. Sie waren immer wieder bei mir und haben mich an dieser Stelle* [des Körpers] *berührt und zu mir gesprochen.*« Das zeigt auf jeden Fall, wie behutsam ich auch mit Patienten im Koma umgehen muss.

Aber es geht um etwas anderes als um (eitle) Selbstbestätigung. Die meisten Patienten zeigen ein Staunen, dass ich sie besuche und mich freue, dass sie jetzt wach sind. Wenn ich ihnen dann sage, dass ich wiederholt bei ihnen war und sie wahrgenommen habe, dann sind sie oft berührt, dass jemand (außerhalb des Kreises der Angehörigen) für sie Interesse hatte.

Das Aufwachen und Wieder-Ankommen ist anstrengend. Der erste Besuch dient der Vergewisserung, ob wir in Kontakt bleiben. Erst dann frage ich bei weiteren Besuchen, ob ihn etwas aus der zurückliegenden Zeit bewegt. Patienten mit einer Komaerfahrung, die mit einem schweren gesundheitlichen Ereignis einhergeht, sind einer großen seelischen Gefahr ausgesetzt. Sie können ein Psychotrauma erleiden. Dieses entsteht, wenn ein Mensch in einer extrem bedrohlichen Lage einen völligen Handlungsverlust, starke Hilfosigkeit und eine Erschütterung seines Selbst- und Weltverständnisses erfährt.

Um ihnen eine Stabilisierung ihrer Selbstwirksamkeit anzubieten, lade ich sie ein, von Erinnerungen, Bildern oder Gefühlen zu sprechen. Dabei können Notizen aus der Wahrnehmung während der Komaphase eingebracht werden. Das eröffnet einen Resonanzraum für die Frage nach der Anwesenheit und Wirkfähigkeit im anderen Bewusstseinszustand. Für manche Patienten ist das wichtig. Dabei kann sich etwas, was im Kontakt im Koma zunächst keine Resonanz erzeugt hat, zeigen. In der Begegnung im Koma hat es sich wie ein *Anker* auf den Grund des Bewusstseins gelegt. Jetzt bietet es sich als Halt oder Orientierung an.

Psychotraumatologische Stabilisierung orientiert sich an der Handhabbarkeit des Erlebens und Erinnerns für den Patienten und an verlässlicher Sicherheit, die der Begleitende anbietet. Zu Großes und Bedrohliches muss aufgeteilt werden. Ich orientiere mich an einem Leitsatz der Seelsorge, der von der *Klugheit der Seele* spricht. Was nicht thematisiert wird, ist nicht dran. Ich zerre nichts ans Licht.

Patienten, die mehr oder weitere Unterstützung brauchen, empfehle ich die Zusammenarbeit mit Mitarbeitenden der Psychologie oder Traumatherapie.

> **»Auf der anderen Seite« –
> Umgang mit einem inneren Bild**
>
> Mit dem Patienten hatte ich einen guten Kontakt von Anfang an. Er zeigte Sanftmütigkeit und Feinheit in seinem körperlichen Habitus und immer wieder ein zartes Lächeln, wenn ich ihm »*Für Alina*« von *Arvo Pärt* vorgespielt habe. Das war aber auch kein Kunststück, auf das Thema mit der Musik zu kommen. Ein

aufmerksamer Pfleger hat vor kurzem begonnen, ein Biografie-Blatt der Patienten zu erstellen. Darauf listet er auf, was Angehörige über die Persönlichkeit, Vorlieben und Abneigungen erzählen. Da stand eben drauf: Er mag gerne klassische Musik.

Ich ging mit ihm jedes Mal, wenn das Musikstück lief, in Handkontakt. Dieser Kontakt war stets weich und zustimmend. In der Reflexion der Begegnungen habe ich eine Wand zwischen dem Patienten und dem freien Raum zum Zimmer hin eingezeichnet.

Obwohl er sich so schwingungsfähig zeigte, wollte er lange nicht aufwachen. Ich bin mit ihm nach dem Erwachen mehrmals wieder zusammengekommen. Inzwischen schien mir meine Notiz von der *Wand* absurd. Der Kontakt mit dem wachen Patienten war unkompliziert und herzlich. Erst als er das Musikstück »Für Alina« hörte konnte er über die Komaerfahrung sprechen.

Er sagt: »*Es war so ungeheuer anstrengend. Und so seltsam, ich weiß gar nicht, ob ich das erzählen kann.*« Ich ermutige ihn, zu erzählen. Er hat eine Erfahrung gemacht. Die werde ich ihm nicht absprechen. Dann erzählt er: »*Da war eine hohe Wand. Die war so massiv. Ich weiß aber gar nicht, woher die kam. Die war da. Und ich musste mit einer wahnsinnigen Anstrengung und mit seltsamen Geräten arbeiten, Teil für Teil aus dieser Wand herauszubrechen. Zum Glück waren da zwei, die mir geholfen hatten.*«

Ich dachte mir: Sternstunde! Diese Wand habe ich wahrgenommen. Aber ich habe ihm etwas anderes gesagt, ihn daran erinnert, dass jeden zweiten Tag jeweils eines seiner fünf Kinder auf der einen Seite des Bettes und auf der anderen Seite seine Ehefrau standen und ihm immer wieder zugesprochen haben: »*Komm zurück!*« – in meinen Notizen habe ich geschrieben: »*Wie Engel, die ihn begleiten, stehen sie da*«, aber das habe ich ihm auch nicht gesagt. Das Wesentliche hat er nämlich dann selbst ausgesprochen: »*Ich weiß, dass ich mich auf meine Familie in jeder Situation verlassen kann!*«

Rekonstruktion hat auch eine andere Seite: nämlich achtsam im Team der Behandelnden in und nach belastenden Situationen zwei Fragen zu stellen: »*Was hat das mit Dir gemacht*« und »*Was ist für dich (vom Patienten), egal wie es ausgegangen ist, sichtbar geworden?*« – Je mehr die Beteiligten ein Gefühl für das Mitgehen des Patienten gewinnen konnten und Raum dafür bekommen haben, darüber zu sprechen, desto leichter ist der Umgang mit der Erfahrung. Das ist ein Beitrag zur Salutogenese eines Teams.[17]

Was eine *belastende Situation* für die altbewährten Mitarbeitenden einer Intensivstation ist, zeigt sich daran, dass es oft kleine Unterbrechungen in der Routine gibt, um *nochmal* darüber zu sprechen. Es braucht nur jemanden, der das *wahrnimmt* – damit beginnt so vieles.

---

17 Es gibt eine Diskussion über *sekundäre Traumatisierung*. Das bedeutet, dass Menschen, die mit Traumatisierten arbeiten, selbst Symptome eines Traumas erleiden. Für die Intensivstation sehe ich diese Gefahr besonders dann, wenn unter dramatischen Umständen ein Patient, der dem Alter der Behandelnden nahe ist, schnell stirbt. Das hinterlässt den Schmerz, sich letztlich unzureichend für das, was der Patient gebraucht hätte, erfahren zu haben. Hier kann die Frage nach kleinsten Momenten der Zuwendung und der möglichen Resonanz entlastend sein. (Sonnenmoser 2010)

5 Anwendungsbeispiele für Tiefenwahrnehmung

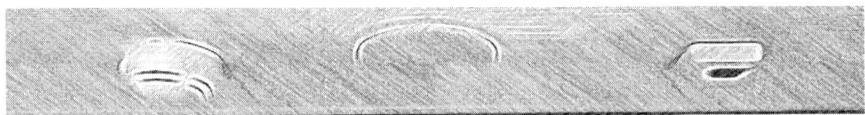

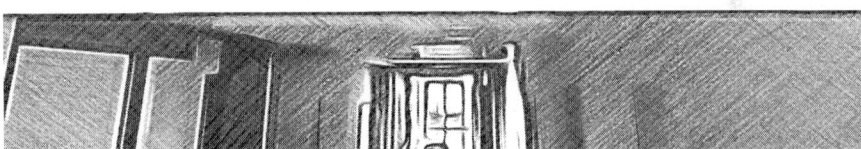

Tiefenwahrnehmung hilft, in der Sprachlosigkeit auf verschiedenen Seiten (beim Komapatienten, bei den belasteten Angehörigen und möglicherweise auch bei Mitarbeitenden) einen weiteren Zugang zur Situation zu nutzen.

5.1 Begleitung von Patienten und Angehörigen

Der Hauptgrund, Tiefenwahrnehmung im Kontakt mit einem Komapatienten anzuwenden, ist die Begleitung eines Menschen und seiner Angehörigen. Sie ist eine Unterstützung zur Formulierung und Resonanz in (sprachlich) unsicherer Lage. Dazu gehört auch der Austausch mit anderen Berufsgruppen über die Erfahrungen aus der Tiefenwahrnehmung. Dieser ermöglicht eine vertiefte Aufmerksamkeit für den Behandlungsweg und den Sinn von Interventionen.

Im folgenden Beispiel konnte die Tiefenwahrnehmung bei Komapatienten später als hilfreicher Fokus und Aspekt für ein Gespräch mit der Angehörigen eingesetzt werden.

Tiefenwahrnehmung in einer Begleitung von Patienten und Angehörigen

Ich mache mich etwas müde auf den Weg zum Patienten. Dabei frage ich mich, wie meine innere Befindlichkeit ist. Reicht es am Abend eines langen Tages, noch aufmerksam genug zu sein, um einem Menschen zu begegnen, der vielleicht etwas von sich zeigen will? Ich spüre, dass ich schon einen Schritt zu weit bin. Ob und wie ein Mensch im Koma etwas von sich zeigen wird, das liegt nicht in meiner Hand. Klar ist aber, dass ich im Zimmer auf einen Menschen treffen werde, der anwesend ist und immer etwas zeigt, was ein Ausdruck seiner Befindlichkeit ist. Das erinnert mich an die vielen Begegnungen mit wachen Menschen. Sie mit der Aufmerksamkeit anzusprechen, dass sie etwas zu sagen haben und ich ein wertschätzender Zuhörer sein kann, öffnet in der Regel die Türen zueinander. Einander freundlich und ohne den Druck, etwas erreichen zu müssen, zu begegnen, lässt uns Mensch sein. Mit diesen Gedanken kläre ich mich und trinke dabei noch vor dem Zimmer in Ruhe einen Kaffee. So kann ich gut schweigen und innerlich leer werden. Dabei verändert sich mein Fokus. Ich hatte heute viel zu tun: In mehreren Kriseninterventionen ging es um konzentrierte Handlungen und Interventionen. Ich weiß (noch) nicht, was nun kommen wird. Ich werde nicht viel mehr machen, als mich aufmerksam ins Zimmer des Patienten zu begeben. Dazu spüre ich eine aufkommende Unsicherheit, die mir zeigt, dass mein Weg jetzt vom Handeln zum Schauen führen wird. Meine mir sehr gut vertraute, oft schnelle und zielorientierte Arbeitshaltung tritt in den Hintergrund. Die Erwartung auf die Begegnung mit dem Patienten tritt in den Vordergrund. Ich ordne meine geistige Kraft darauf hin, nicht auf den ersten Eindruck einzugehen, sondern wahrzunehmen, was sich zeigen will, dies auf mich wirken zu lassen und erst dann – möglicherweise – eine Reaktion anzubieten.

Ich notiere mir all diese (und noch viel mehr) Überlegungen. Dabei weitet sich mein Wahrnehmungsraum und ich bereite mich vor, ein Echoraum für Signale des Patienten zu werden. Welche Zeichen und Signale werden kommen?

Langsam betrete ich das Zimmer. Der Patient hat den Platz an der Tür. Am Fenster ist ein anderer Patient. Ich bleibe einige Zeit stehen und nehme wahr, was auf mich einströmt. Da ist ein sauberer Geruch im Zimmer, der auf eine pflegerische Maßnahme schließen lässt. Ich erkenne den Patienten in einer feinen Ordnung in sein Bett gelegt und gerichtet. Er ist vor kurzem erst versorgt und gelagert worden. Ein Gefühl der Ehrfurcht erfüllt mich. Ich bewege mich behutsam, denn ich spüre, dass ich in eine geordnete Welt trete, von der ich mehr ahne, als ich sehen kann. Eine erste Frage berührt mich: Wie korrespondiert diese Ordnung mit der Lebensordnung des Patienten?

Nach einiger Zeit nehme ich mir einen Stuhl. Beim Aufnehmen achte ich darauf, dass ich keinen Lärm verursache. Das gelingt mir leider nicht ganz. Mir ist das peinlich. Ich stelle den Stuhl in einem angemessenen Abstand zum Patienten, etwa einen Meter seitlich vom Fußende des Bettes. Als ich mich setze, gibt die Beatmungsmaschine zweimal einen Alarm; beim zweiten Mal kommt eine Pflegekraft in das Zimmer. Sie sagt: »*Der Patient drückt gegen die Maschine.*«

Während ich eine Skizze vom Zimmer anfertige, begleitet mich dieser Satz. Könnte es vom Patienten nicht nur eine Abwehr gegen die Maschine, sondern auch gegen mich geben? Wie weit sind die Begegnungen, die er hier über sich ergehen lassen muss, für ihn in Ordnung? Und wie würde er sich verhalten, wenn seine Partnerin da wäre? – Für sie markiere ich in der Skizze einen Platz am Bett, so wie ich ihn die Tage zuvor wahrgenommen habe. Sie kam mehrmals am Tag; jeweils eine kurze Zeit, in innigem Ausdruck zum Patienten. Bei einer kurzen Begegnung sagte sie, dass es ihr wichtig sei, ihm genug »*Platz zu lassen*«.

Also lasse ich ihm Platz – aus meiner aktuellen Empfindung und aus der Wahrnehmung seiner Partnerin. Ich zeige ihm Respekt, in dem ich bei ihm sitze und »nichts mache«. Mal schauen, wie er damit umgeht.

Nach einiger stiller Zeit zeichne ich ein Somagramm von ihm. Sein Gesichtsausdruck mit geschlossenen Augen ist hell und einladend. Der Ausdruck der Augen ist, obwohl das Gesicht sich in der Mundpartie durch den Tubus etwas verschattet zeigt, auch mit bedeckten Lidern klar. Die Arme liegen wie ein Geländer neben dem Patienten und bilden eine Reling oder einen Zaun, hinter dem der Körper (vor allem zu erkennen ist der Oberkörper) in gebogener Dynamik liegt. Das erweckt den Eindruck einer gespannten Feder, die etwas in Gang setzen kann, was noch nicht begonnen hat.

Ich schweige und betrachte den Patienten im Raum.

Ein Dialog beginnt in mir, wie viel »Ansage« – neben der physiologischen Problematik – des Patienten in den Alarmsignalen der Beatmungsmaschine stecken könnte, nämlich eine Aufmerksamkeit von ihm gegenüber mir, dem Fremden; bis dahingehend, dass darin eine Abwehr zum Ausdruck kommt. Diese Ambiguität löst sich nicht auf. Ich kann aber damit umgehen, indem ich sie ausspreche. Dabei achte ich auf meine inneren Widerstände und nehme sie als Spiegelangebot des Patienten. Ich spüre, dass sich diesbezüglich nichts in mir aufbaut. Zugleich finde ich keinen Impuls, den Kontakt über die Wahrnehmung hinaus zu vertiefen.

Inzwischen kommt wieder eine Pflegekraft und berichtet: »*Als wir den Patienten gebettet haben, ist er geschmeidig mitgegangen*«. Jetzt wird er im Kopfbereich neu gelagert, was einen kurzen Moment Augenöffnen mit einem intensiven Ausdruck bei ihm auslöst. Davon Zeuge gewesen zu sein bestärkt mich in meiner Haltung, im Wahrnehmen zu bleiben. Ich muss ihn nicht berühren. Neben dem, was (an Behandlung) getan werden muss, ist mein Dasein ein Schauen, höchstens ein Wahrnehmen dessen, was sichtbar wird. Vielleicht spreche ich das später auch noch aus.

Während ich in dieser Weise beim Patienten sitze, betreten mindestens dreimal Pflegende mit deutlicher Achtsamkeit den Raum und handeln behutsam am Patienten.

In diesen Momenten empfinde ich mich wie ein Seismograf, der die Erschütterungen der unterschiedlichen Begegnungen aufzeichnet. Dabei beobachte ich, wie die Pflegenden die hohe Resonanzstärke des Patienten auf das, was mit ihm geschieht und mit ihm gemacht wird, wahrnehmen und damit umgehen.

Zuletzt entscheide ich mich, meine Erfahrungen, Wahrnehmungen und Beobachtungen in einer persönlichen Resonanz dem Patienten gegenüber auszusprechen. Ich beginne, nachdem die Beatmungsmaschine wieder ein Signal gegeben hat (und notiere die Stellen, an denen weitere Signale folgen):

»*Herr N., ich sitze seit einiger Zeit still bei Ihnen [Signal]. Ich habe den Eindruck, dass Sie ihren Raum stark ausfüllen [Signal]. Ich habe das Gefühl, ich bin in diesem Raum ein Fremder. Ich habe auch den Eindruck, dass Sie viel Raum für sich brauchen [Signal]. Ich habe lange überlegt, ob ich Sie anspreche. Immer wieder gibt es ein Signal Ihrer Beatmungsmaschine. So ein Signal hat es auch gegeben, als ich diesen Raum betreten habe [Signal]. Könnte das heißen: Achtung? [längere Stille von mir; dann ein Signal]. Ich bin die ganze Zeit auf einem Platz mit Abstand zum Bett geblieben [Signal]. Ich komme nicht näher [Signal].*«

Eine Frage entsteht in mir: Was bedeutet für ihn Nähe und Abstand in dieser Situation, in der er voll versorgt wird? [Signal]. Ich empfinde eine Wärme in meinem Herzen, als ich diese Frage ausspreche [Signal]: »*Was bedeutet es für Sie, hier zunächst ungefragt versorgt zu werden?*« [Signal] Nach einiger Zeit der Stille verabschiede ich mich.

Ich habe vor der Beschreibung dieser Tiefenwahrnehmung darauf hingewiesen, dass sie im Nachgang für ein Angehörigengespräch genutzt werden konnte. Grundsätzlich ist eine solche Begegnung *offen* und nicht zwingend dafür bestimmt, in einen anderen Kontext eingebracht zu werden. Für mich ist das eine Frage des Fokus. Sobald ich einen übergeordneten Zweck damit verfolge, werde ich in der Offenheit im Kontakt eine innere Einschränkung erfahren oder mit einer Erwartung umgehen müssen. Zugleich aber findet solches im klinischen Kontext, vielleicht sogar auf der Suche nach Heil und Heilung, statt. Dabei sind verschiedene Erfahrungen aufeinander verwiesen. Wenn dazu eine Wahrnehmung in einem anderen Kontext unterstützende oder den Horizont erweiternde Qualität hat, sollte sie eingebracht werden.

Die Erfahrung mit dem Patienten ist, wie so oft in der Tiefenwahrnehmung bei Komapatienten, als bildgebendes Verfahren zu sehen. Im Unterschied zu Bildern, die im Rahmen einer medizinischen Diagnostik gewonnen werden, haben solche Bilder zuerst den Sinn, gewürdigt zu werden. Würdigung bedeutet hier, einen persönlichen nonverbalen Ausdruck eines Menschen zu seiner Lebenslage resonant wahrzunehmen. Die Resonanz kann in der unmittelbaren Begegnung stattfinden, im Nachklang oder in der Suche nach Sinn, z. B. in einem Gespräch mit den Angehörigen. Der Patient bietet mindestens Bilder von sich an, die auf Resonanz zielen.

Eine Deutung dieser Bilder ist eine andere Angelegenheit, die nur dem Patienten, vielleicht auch seinen nächsten Angehörigen zusteht.

Ich nehme also den Eindruck (*die Bilder*) dieser Begegnung als Orientierung für weitere Kontakte, die sich mit dem Patienten oder seinem Umfeld ergeben könnten. Er ist jung (zwischen 30 und 40 Jahre alt) und sehr schwer krank. Er hat eine chronische Krankheit, die ihn bei den Krankenhausaufenthalten der letzten Jahre jedes Mal in eine verschlechterte Lebensqualität brachte. Jetzt ist er zum ersten Mal auf der Intensivstation an einer Grenze zwischen Leben und Tod. Wenige Zeit nach meinem Besuch beschäftigt sich das Behandlungsteam mit der Frage nach dem Therapieziel. Der Patient kann bald extubiert, also von der Beatmungsmaschine genommen werden. Dann muss er zeigen, ob er selbst so viel atmen kann, dass es für eine vitale Sauerstoffversorgung genügt. Korrespondiert diese diagnostische Beschreibung mit dem, was ich als Besuchender bei ihm erfahre?

Gegen Ende der Begegnung habe ich ein Feedback gegeben, was mich vom Patienten erreicht hat. Was er davon auf welcher Ebene angenommen hat, weiß ich nicht. Aber auch dazu kann ich mich auf eine Spurensuche machen. Deshalb höre ich der Pflegekraft zu, die den Patienten betreut hat.

Tiefenwahrnehmung einer Pflegekraft – Ein Beitrag von Regine Hemmeter[18]

Ich betrete das Zimmer von Herr N. Wer ist dieser Intensivpatient? Bei uns findet sich seine Krankengeschichte in einem roten Hefter, in dem sich neben seinem Alter auch seine Tageskurve mit den Medikamenten, dokumentierten Vitalzeichen, Beatmungseinstellungen, Blutgasanalysen und vieles mehr befinden. Und doch ist dieser Mensch noch viel mehr als das.

Er wird von mir seit ein paar Tagen überwacht und versorgt. Herr N. ist ein Patient im künstlichen Koma, der entspannt in seinem Bett liegt, aber sensibel auf seine Umwelt reagiert. Er lässt sich in Ruhe unangestrengt vom Beatmungsgerät beatmen, allerdings nur mit sehr kleinen Atemzügen, scheint aber damit gut zurechtzukommen. Trotz des Versuchs, ihn spontan selbst atmen zu lassen, bevorzugt er das maschinenkontrollierte Beatmungsmuster. Trotz seines entspannten Zustands nehme ich wahr, dass er einen ständigen Muskeltonus an Armen und Beinen hat, der jedoch nicht mit hoher Atemfrequenz und Blutdruckerhöhung einhergeht. Ab und zu kaut er auf seinem Tubus herum, vorsichtig, wie auf einem Strohhalm.

Ein Frühdienst auf der Intensivstation hat den Vorteil, dass ich mit meinem zu versorgenden Patienten eine etwas längere Zeit am Stück verbringen kann, denn in diese Zeit fällt die Körperpflege. Ich verschaffe mir bei der Pflege einen Überblick über diesen Körper, seine medizinischen Zugänge und über die Reaktion des Patienten bei allem, was ich tue oder nicht tue. Ein Mensch im Koma kann schnell zu einem Arbeitskatalog werden, den man in der Zeit, die man mit ihm verbringt, abarbeitet. Je mehr Apparaturen und Messparameter, desto leichter der emotionale Abstand zu dem im Koma liegenden menschlichen Körper.

Leider wird eine Körperwäsche aus Zeitmangel oft eilig durchgeführt und häufig durch andere Behandlungsinterventionen unterbrochen. Zudem kann die Geräuschkulisse auch für das Pflegepersonal nervtötend sein und zu einer Anspannung führen. Trotz allem ist diese Zeit vermutlich der längste Kontakt des Patienten mit einem anderen Menschen, abgesehen von den Besuchen der Angehörigen. Ich bin herausgefordert, in meiner Professionalität, die sich nicht nur auf die Aufrechterhaltung der Körperfunktionen beschränkt, bei der Körperpflege den Menschen hinter meiner Arbeit und seinem Koma zu finden. Für mich bedeutet das, ein paar Mal tief durchzuatmen und meinen Fokus wegzu-

---

18 Fachpflegerin Anästhesie und Intensivmedizin, Vijnana-Yogalehrerin.

lenken von der Unruhe, den Geräuschen und den Aufgaben um den Patienten herum und ganz im Hier und Jetzt zu sein. Manchmal gelingt dies auch.

Herr N. reagiert sehr empfindlich auf Geräusche und Berührungen. Schon wenn ich mit der Waschschüssel an sein Bett komme, ohne mit ihm gesprochen zu haben und ohne Körperkontakt, geht seine Herzfrequenz am Monitor sichtbar nach oben. Warmes Wasser ruft eine sofortige Reaktion hervor. Die Herzfrequenz geht hoch, der Blutdruck steigt, allerdings so, dass ich es als positiv bewerte. Es wirkt auf mich fast so, als würde Herr N. trotz Sedierung plötzlich auf seine Umwelt reagieren. Mein Tun stimuliert einen Austausch in seine und in meine Richtung.

Ich versuche in diesem Zimmer, das voll ist von Geräuschen und Bewegungen, mit meinem Tonfall und eindeutigen Berührungen zu arbeiten, um ihm etwas Orientierung in seinem Körper zu geben. Ich kommentiere meine notwendigen pflegerischen Handlungen ruhig, kurz und knapp, aber deutlich. Beim Umlagern des Patienten stehen wir zu zweit am Bett. Die Pflegeperson, die auf der Seite steht, in die er gedreht werden soll, spricht mit ihm und gibt dadurch akustisch die Richtung an, in die es zu drehen gilt. Danach erfolgt eine Berührung auf dieser Seite, damit er diesem sensorischen Eindruck folgen kann. Alles muss dabei langsam geschehen, sonst beginnt er trotz der Sedierung gegen das Beatmungsgerät zu atmen und zu pressen. Tatsächlich bleibt er heute jedoch von seinen am Monitor und am Beatmungsgerät gemessenen Werten her weitestgehend ruhig.

Ein sehr sensibler Ort ist für Herrn N. sein Kopf und sein Hals. Sehen, hören, schmecken und fühlen, alles ist vereint an diesen Orten. Der Patient hat viele störende, medizinisch aber notwendige Schläuche und Zugänge genau in dieser Region. Ich versuche, das Pflaster des zentralen Venenkatheters am Hals zu wechseln. Er hat schon vorher gezeigt, dass diese Stelle am Hals etwas hat, das er nicht einordnen kann. So dreht Herr N. den Kopf steif in die Richtung dieses Dings, das womöglich auch noch schmerzt. Jede Manipulation daran regt ihn auf, da hilft kein langsames Arbeiten. Er zeigt mir sein Unbehagen zusätzlich mit einer tiefen Steilfalte an der Stirn. Da stört etwas.

Noch problematischer wird der täglich zweimal vorzunehmende Seitenwechsel des Tubus. Hier ist bei Herrn N. gezielte Aufregung angesagt. Jede Manipulation dieses Tubus ruft regelrechtes Chaos der nicht einzuordnenden Eindrücke in ihm hervor. So reagiert er womöglich auf bereits Erlebtes mit Atmen gegen das Beatmungsgerät, schon beim ersten Absaugen des Schleimes aus dem Tubus. Er öffnet die Augen kurz und schlägt etwas mit dem Kopf. Hier ist der Patient weder durch behutsame Vorgehensweise noch einen besänftigenden Tonfall zu bändigen. In diesem Fall habe ich nur die Möglichkeit, seine Sedierung kurzzeitig zu vertiefen, um ihn zu beruhigen. Für mich als Pflegende ist das ein spannungsgeladener Moment. Der Patient zeigt sich mit allen ihm zur Verfügung stehenden Möglichkeiten. Auch wenn das bedeutet, dass er sich selbst die Luft nimmt.

Schwieriger wird die Situation, als im Zimmer ein zweiter Patient aufgenommen wird: viel Lärm und Unruhe, ein ständiges Kommen und Gehen. Zu der Aufregung am Nachbarbett, die von seinem Bett nur durch eine dünne Faltwand getrennt ist, gibt er seine Unruhe noch dazu und atmet mit steigender

Frequenz gegen das Beatmungsgerät. Das ist Stress, der zwar nicht sein eigener sein sollte, den Herr N. aber mitbekommt und mitmacht.

Später kommt die Lebensgefährtin von Herr N. Sie stellt sich ganz ruhig ans Bett und hält ihm die Hand. Sie streicht ihm über die Haut und spricht leise mit ihm. Dabei erzählt sie aus ihrem gemeinsamen Leben. Sie schweigt aber auch lange mit ihm. Ruhe. Auch während dieses Kontakts runzelt Herr N. die Stirn, der Muskeltonus bleibt hoch, die Herzfrequenz steigt gelegentlich etwas. Er zeigt sich jedoch allgemein von seiner ruhigeren Seite und ist einfach da.

Die Pflegekraft beschreibt, wie sensibel der Patient auf seine Umwelt reagiert. Die Frage nach Nähe und Distanz, die sich in der Tiefenwahrnehmung zeigt, hat eine zentrale Bedeutung im Umgang mit ihm, ebenso wie in jeder anderen zwischenmenschlichen Beziehung. Sie wird sowohl in meiner stillen Wahrnehmung als auch in der interagierenden Begegnung zwischen ihm und der Pflege erkennbar. Zusätzlich spielt hier ein weiterer Faktor eine Rolle, nämlich die behutsame Beobachtung und Resonanz, um dem Patienten möglichst weiten inneren Raum zu lassen. Das betont die Pflegekraft, wenn sie zusätzlich wahrnimmt, wie die Partnerin mit dem Patienten umgeht und wie dieser auf sie reagiert. Da ist ein großes Bemühen um aufmerksame Zurückhaltung sichtbar. Auch dieser Aspekt wird in der Tiefenwahrnehmung erfahrbar.

In einem Gespräch zum Therapieziel in der Behandlung begegne ich der Partnerin des Patienten. Das Gespräch führt der behandelnde Arzt. Als Seelsorger begleite ich auf Wunsch der Beteiligten das Gespräch und bin Zuhörender. Meine Aufgabe ist, aufmerksam dafür zu sein, welche Informationen der Angehörige bekommt und wie er damit umgeht. Nach dem Gespräch, wenn der Arzt die Begegnung verlassen hat, gehen wir das gemeinsam Gehörte durch. Was ich aus der Tiefenwahrnehmung vom Patienten *mitgenommen und mitbekommen habe*, halte ich mir dabei als *Hintergrundbild* wach. Es dient der Suche nach dem Signal des Patienten im Grundrauschen von Diagnose, Sorge, Schrecken und Verhalten und unterstützt die Beziehungen, die sich auf unterschiedlichen Bewusstseinsebenen ereignen.

Das Gespräch wurde geführt, weil sich die Frage stellt, welche Perspektive der Patient für sich hat. Der aktuelle Verlauf wird, wie bereits beschrieben, bald zur Extubation führen. Im besten Fall ist er dann auch wach, kann weitgehend selbst atmen und sich vielleicht auch verbal äußern. Es kann aber auch sein, dass er die körperliche Kraft zu all dem nicht mehr aufbringt. Aus rein medizinischer Sicht kann man ihm dann zunächst eine erneute Intubation anbieten, die längerfristig zu einer Beatmung über ein Tracheostoma (also über einen Luftröhrenschnitt) führt. Ob er dann in einem wirklich wachen Zustand weiterleben kann oder mit starken Einschränkungen leben muss, bleibt dabei offen.

Für die Partnerin ist das eine schwere Frage. Sie will ihren Mann in diesen noch jungen Jahren nicht verlieren. Beide haben trotz der Beeinträchtigung durch die chronische Krankheit ein erfülltes Leben geführt. Dabei haben sie auch über den Tod gesprochen.

Aber es ist etwas anderes, nun unmittelbar mit der Frage konfrontiert zu sein. Außerdem muss die Partnerin zwischen ihrem Willen und dem Willen des Partners unterscheiden. Das ist eine sehr schwere Aufgabe. Zwar betonte der Arzt zuvor, *dass die Partnerin keine Entscheidung treffen müsse.* Diese obliegt dem Arzt, wenn es keine Grundlage mehr für eine weitere Behandlung gibt.

Diesen Satz höre ich oft in solchen Gesprächen. Es ist schmerzlich, zu erfahren, dass zumindest in der äußeren Wahrnehmung, ein anderer über das Leben eines Menschen entscheidet – egal, ob dies nun die Partnerin oder der Arzt ist.

Obwohl meine sinnvolle Aufgabe das Zuhören ist, nehme ich an dieser Stelle im Gespräch gerne eine Justierung vor. Ich frage, welchen Eindruck der Angehörige von der Anteilnahme des Patienten am Behandlungsgeschehen hat. Auch die medizinische Grundlage für die Entscheidung über ein Therapieende ruht darauf, wie weit noch zu erkennen ist, ob ein Patient Therapie- und Behandlungsangebote annimmt.

Zuerst antworten viele Angehörige, dass der Patient immer ein Kämpfer war. Das sollte einem Menschen auch nie abgesprochen werden. Wenn wir uns Zeit lassen, können wir aber genauer hinschauen. Dazu kann die Frage gestellt werden: »Welche Haltung im Kampf erkennen Sie denn in den Begegnungen? Gibt es vielleicht eine Veränderung?«

Im beschriebenen Fall kann die Angehörige sagen, dass ihre Wünsche sich möglicherweise von denen ihres Partners unterscheiden. »Ich weiß, mit welcher Energie mein Partner kämpft. Es ist nicht einfach so, dass er die Behandlung nicht will. Wenn er sich für etwas entschieden hat, dann hat er gekämpft, bis das Ziel erreicht war. Diesen Kampf *sehe* ich auch jetzt. Dabei *fühle* ich aber auch noch etwas anderes. Es ist sein Kampf mit der Wahrheit. Das war für ihn das große Lebensthema. Das Leben muss sich der Wahrheit stellen. Ich merke, wie nahe ich an ihm dran bin und wie sehr ich zugleich nur Beobachtender bin, der nicht entscheiden kann, was jetzt falsch oder richtig ist. Er ist jemand, der viel Wert auf das Beobachten gelegt hat. Ich glaube, wenn ich auch beobachte, dann ist genug Platz für die richtige Entscheidung. Die wird er treffen.« Ich bleibe Zuhörender. Dieses Erzählen der Angehörigen ist wichtig. Denn sowohl sie als auch ihr Mann bewegen sich darin in einem Kraftfeld der Selbstwirksamkeit. Sie werden beide sichtbar. Erst am Ende bestärke ich sie, dass die deutliche Aufmerksamkeit für die Beobachtung und Würdigung des Kampfes ihres Partners eine angemessene Haltung sein kann. Dann frage ich aber auch, ob ich von meinem Besuch bei ihm etwas erzählen darf. Ich bekomme die Erlaubnis dafür und beschreibe meine Erfahrung: »Ich habe eher eine Unentschiedenheit wahrgenommen. Es kostet ihn Kraft, viel und intensiv etwas mit sich machen zu lassen. Es gibt Patienten, die lassen sich dabei mehr fallen. Er zeigt Widerstand gegen die Maschine; aber auch gegenüber einem Eindringen in seinen Raum oder den vielen Geräusche um ihn herum. Bleiben Sie aufmerksam, ob dieser Widerstand wächst.«

Die Nacht nach diesen Gesprächen war schwer. Es tun sich mehrere Konflikte auf, die zudem schwer voneinander zu unterscheiden sind. Sie kämpft mit der Aufgabe, zwischen dem eigenen Kampf und dem des anderen zu unterscheiden. Dazu trägt sie die schwere Bürde, dass sich die Kämpfe unterscheiden – möglicherweise bedeutsam hinsichtlich der eigenen und der fremden Ziele.

Für die weitere Begleitung war es für die Partnerin eine Unterstützung, dass Resonanz und Zeichen der Anteilnahme bei dem Patienten auch von Außenstehenden erfahren und im Gespräch angeboten wurden. Es ist anstrengend, in Beziehung mit einem Menschen in einem anderen Bewusstseinszustand zu bleiben. Zu wissen, dass sie nicht die Einzigen sind, die diese Beziehung leben, ist erleichternd für die Angehörigen. Seitens der Behandelnden ist eine Versorgung des Patienten zumindest am Anfang ohne große Beziehungsarbeit möglich. Je länger aber der Patient zu versorgen ist, desto bedeutsamer ist die Beziehungsgestaltung mit ihm. Wir haben beobachtet, dass das, was berührt, als Beziehungsangebot seitens des Patienten zu verstehen ist. Damit umzugehen, wird beim Anlegen eines Tubus oder einer Herz-Lungen-Maschine kaum, auf dem längeren Behandlungsweg und bei der Frage nach dem Behandlungsziel aber sehr wohl eine Rolle spielen. Dies wird manchmal erst sichtbar, wenn die *Berührungsstränge* bei den Mitarbeitenden ins Leere gehen und nicht an die Fragen nach Versorgung, Angehörigen, Ziel und Sinn angebunden werden. Hier besteht für die, die in großer Nähe zum Patienten sind – vor allem seine Angehörigen und die Pflegenden – ein Traumatisierungsrisiko.

Es genügt, wenige Schritte aus der Anleitung zur Tiefenwahrnehmung immer wieder in den Kontakt mit Komapatienten zu integrieren, um die Sensibilität für die Gefahr der Depersonalisierung in diesem Umfeld zu stärken. Stabile Beziehungen im Krankheitsgeschehen sind für *alle* Beteiligten ein Heilfaktor. Dazu gehört auch die besondere Aufmerksamkeit für den *stillen* Komapatienten. Angehörige betonen uns gegenüber oft, dass die kommunikative Wahrnehmung aller Beteiligten für sie eine heilende Dimension hatte; darunter sind auch Personen, deren Angehörige leider gestorben sind.

5.2 Tiefenwahrnehmung im transpersonalen Raum

Die größte Schwierigkeit bei der Kommunikation mit Menschen in anderen Bewusstseinszuständen ist, dass es eine Überprüfung von Resonanzen so gut wie nicht gibt. Zumindest nie so, wie wir es in einer *wachen* Kommunikation durch Nachfragen und Zuhören tun können. Der Komapatient wird nie eine Antwort auf die Frage geben, ob ich ihn richtig verstanden habe. Deshalb ist die aufmerksame Introspektion für den Kontaktierenden wichtig. Die Gefahr der Projektion ist groß. Das ist wichtig anzusprechen und zu diskutieren; man sollte aber davor nicht kapitulieren.

Denn Koma ist eine Erfahrung in einem anderen, höchst unsicheren Bewusstseinsbereich. Deshalb braucht derjenige, der sich im Wachzustand dem Komapatienten nähern will und nach Spuren von Kommunikation und Resonanz sucht, auch den bewussten Mut, gewohnte Pfade zu verlassen. Das bedeutet: passiv sein, wo man sonst Aktivität gewohnt ist; schweigen, wo man sonst mehr der Sprechende ist; sich verletzlich zeigen, wo man sonst zur *Selbstsicherheit* neigt oder diese gar gefragt ist. *Ich begebe mich zu einem Teil in die Nähe der unsicheren Lage, in der sich der Patient befindet.*

In einem weiteren Beispiel geht es um die Überbrückung einer extremen Beziehungsunterbrechung. Diese führt zur Anwendung im sensiblen Bereich II.c) (▶ Tab. 4.3), dem *transpersonalen Raum.*

Transpersonale Erfahrung als Brückenschlag

In einer Situation, in der ein Patient aufgrund des Krankheitsgeschehens vollkommen von seinen Angehörigen isoliert werden musste und diese auch die Station nicht betreten durften, hatte die Anwendung von Tiefenwahrnehmung eine besondere Bedeutung. Der Patient wurde von seiner Ehefrau, die nicht auf die Station durfte, noch bis zum Eingang der Notaufnahme gebracht. Dann gab es zwischen den beiden einen letzten Blick und ermutigenden Gruß, und sie mussten voneinander Abschied nehmen. Der Patient kam bald nach der Aufnahme auf die Intensivstation. Dort habe ich ihn einen Tag nach seiner Intubation besucht. Ich kannte ihn nicht als *wachen* oder *sprechenden* Menschen.

Sein Zimmer musste ich mit einer äußerst umfangreichen Schutzkleidung betreten. Diese hat mir das Sprechen zusätzlich erschwert. Allerdings hat mir das Anlegen dieser Kleidung die Introspektion leichter gemacht. Ich war aufgeregt und habe mir viel Zeit gelassen, all die Teile anzuziehen und Nähte und Übergänge gut zu verschließen. Als ich schließlich auch eine Art Helm übergezogen habe, wurde die *Welt für mich stiller.*

Im Zimmer des Patienten habe ich ihn umfangen von zwei Maschinen wahrgenommen. Diese hatten zusammen mit dem umfangreichen Pumpenbaum eine starke Präsenz. Geräusche, akustische und optische Signale gingen davon aus; alles kam gedämpft auch bei mir an. Nachdem ich den Raum längere Zeit wahrgenommen hatte, bin ich etwas näher an das Patientenbett herangetreten. In etwas Distanz zum Bett stand das Bettkästchen, auf dem einige persönliche Dinge aufgestellt waren. Mindestens eine Fotografie eines jüngeren Menschen und einen religiösen Gegenstand konnte ich erkennen. Der Abstand zwischen diesen Dingen und dem Patienten berührte mich. Ich spürte nach, was mich daran berührte, und fand in der Stille dafür eine Formulierung: *Das hier gehört zu mir, aber es steht jetzt nicht zwischen Dir und mir.*

Ich schaute mir den Patienten genauer an. Er war intubiert und an einer Dialyse-Maschine. Zugänge und Versorgungsschläuche waren zahlreich, aber der Mensch daran und darunter zeigte sich körperlich nicht *überlagert.* Dieses Bild war so intensiv, dass ich ihn mir ohne weiteres aufrecht und mir die Hand entgegenstreckend vorstellen konnte.

In einem solchen Moment achte ich auf meine inneren Dynamiken: Bin ich ausgeglichen oder in wachsender Aufregung; will ich jetzt etwas erreichen oder kann ich ruhig bleiben; brauche ich ein Ergebnis oder kann ich mich dem, was sich ergibt, stellen?

Ich spürte einen sicheren Stand, als wäre ich bei diesem Mann zu Hause und er würde mir sagen: Willkommen!

Mit diesem Eindruck, den ich später *das Bild* nenne, das mir vom Patienten mitgegeben wurde, blieb ich einige Zeit still stehen. Dann sprach ich aus, was ich wahrgenommen hatte, denn *ich muss hören, was ich zu sagen habe, um zu wissen, was geschieht.*

Die *Aussprache* einer Wahrnehmung mir und dem Patienten gegenüber ist das eine Teilstück der Tiefenwahrnehmung (▶ Tab. 4.3, Bereiche I und II). Um den zweiten Teil zu verstehen, erinnere ich daran, dass der Begriff *Tiefenwahrnehmung* aus der Wahrnehmungspsychologie entliehen ist. Dort beschreibt er das Zusammenspiel von *Ästhetik (im Verständnis einer sinnlichen Wahrnehmung), Bewegung* und *Einordnung durch die mentale Leistung des Sehens.* Die Bereiche III und IV der Tabelle (▶ Tab. 4.3) entsprechen in unserer Arbeit mit Komapatienten der mentalen Leistung. Allgemeiner ausgedrückt geht es darum, die Erfahrung in die Beziehung zum Patienten und seinem sozialen System einzuordnen. Daher ist das andere *Teilstück* das Gespräch mit den Angehörigen. So wird Tiefenwahrnehmung als Kommunikation im *unsicheren* Feld durch Gespräch und Reflexion an eine *sichere* Struktur angebunden. Das ist zu verstehen wie der Prozess, bei dem aus einem Empfinden oder Gedanken und mehreren Lauten ein Wort wird.

Da in dem beschriebenen Fall die Angehörige nicht zum Patienten kommen kann und wir daher auch keinen unmittelbaren Kontakt zu ihr bekommen, gibt es ein doppeltes Dilemma eines Beziehungsbruchs. Eine solche Erfahrung, die mit einem intensiven Erleben körperlicher Verletzung und großer Hilflosigkeit einhergeht, hat eine traumatisierende Qualität; hier in beide Richtungen. Die Behandelnden, insbesondere die Pflegenden, die viel Zeit mit *diesem Menschen* verbringen, haben keinen Kontakt zu seiner Lebensgeschichte und damit auch keine Möglichkeit, die Haltung des Patienten zu diesem Ereignis einzuordnen. Die Angehörigen auf der anderen Seite erleben das Geschehen in vergleichbarer Weise; zusätzlich belastet sie, gerade nicht in der Nähe ihres geliebten Menschen sein zu können.

Darum entscheiden wir im Team, dass es neben der täglichen kurzen telefonischen Information zum medizinischen Stand eine Initiative der Seelsorge geben soll, die Partnerin ebenfalls zu kontaktieren.

In diesem Fall ist das Telefonat eine ähnliche Pionierarbeit wie die Tiefenwahrnehmung beim Komapatienten. Ich betrete ein fremdes Feld, nicht wissend, auf welche Haltung ich dort stoßen werde. Der Unterschied ist, dass ich gezielter danach fragen könnte und üblicherweise eine erkennbare Positionierung meines Gegenübers erhalten werde.

Die Angehörige hat einige Zeit später einen Brief an ihren verstorbenen Mann geschrieben. Darin reflektiert sie auch die Begleitung seit dem ersten Kontakttelefonat, das ich mit der Frage, wie es ihr gehe, und dem Angebot des Zuhörens eröffnet hatte. Aus vielen solchen Gesprächen weiß ich, dass damit Ähnliches bewirkt wird wie in der Aufmerksamkeit, mit der ich in eine Tiefenwahrnehmung beim Komapatienten gehe. *Es wird ein Raum eröffnet, in dem sich etwas zeigen kann.*

Brief einer Angehörigen an ihren Mann
Ein Beitrag von Astrid Spemann-Schulz[19]

Mein Liebster!

Immer war ich diejenige, die krank war. Ich war im Krankenhaus und du hast mich besucht. Das war sozusagen unsere Ordnung. Nun war es plötzlich umgekehrt. Nur durfte ich dich nicht besuchen und war angewiesen auf die Telefonate mit den Ärzten, die sich vor allem auf deinen körperlichen Zustand bezogen. Aber wie sahst du aus, was würden mir deine Augen sagen, wenn ich an deinem Bett sitzen könnte? Wie würde sich deine Hand anfühlen, könnte ich sie halten? Deine Stimme, wäre sie zuversichtlich? Wir hatten keinen Raum mehr für uns. Ich konnte nur noch über dich sprechen, nicht mehr mit dir.

Dann kam der Anruf.

»Ich bin Seelsorger auf der Intensivstation, auf der Ihr Mann liegt. Sie haben sicher schon mit einem Arzt gesprochen. Aber wie geht es Ihnen? Ich habe Zeit, Ihnen zuzuhören.«

Eine offene Stimme.

Im Rückblick ist mir klar geworden, wie entscheidend für das Bestehen dieser schweren Zeit dieser Anruf war. Ich hatte plötzlich einen Mittelsmann, über den wir anknüpfen konnten.

»Ich weiß durch die Arztgespräche, wie es meinem Mann körperlich geht. Bitte erzählen Sie mir doch, wie Sie ihn erleben.«

Ich wusste sofort, dass ich diese Frage stellen konnte und nicht mit der Antwort rechnen musste: »Aber Ihr Mann liegt ja im Koma«. Jetzt war die Tür zu dir ein bisschen aufgegangen. Ich habe eine Beschreibung gehört, wie dich jemand erlebt, der dich nicht kennt und dir zum ersten Mal begegnet. Da habe ich erfahren: Auch wenn du im Koma bist, zeigst du etwas Wesentliches von dir und du wirst damit wahrgenommen. Mir wurde bewusst: Du bist da, auch wenn dein Dasein so ganz anders ist. Menschen treten mit dir in Kontakt und du zeigst dich.

Ich konnte nun sehr offen über die letzten Wochen sprechen. Die Ängste und Hoffnungen und den letzten, in intensivem Gespräch verbrachten Abend. Du auf der Couch liegend und ich in meinem Lesesessel am Fenster. Du sagtest, bevor ich dich wieder ins Schlafzimmer brachte: »Das war jetzt der beste Abend«. Im Nachhinein scheint es mir, als ob dich da schon eine Ahnung von Abschied umfing. Am anschließenden Tag verschlechterte sich dein Zustand sehr schnell und du wurdest auf die Intensivstation gebracht.

Für all dieses Erleben gab es nun einen aufmerksamen Zuhörer. Nicht mehr nur ich bekam Informationen aus der Klinik, meine Erzählungen hatten auch umgekehrt einen Empfänger gefunden.

»Sie können Ihren Mann ja nicht besuchen. Könnten Sie sich vorstellen, über Skype zu ihm zu sprechen? Ich möchte Ihnen das gerne anbieten und könnte es auch gleich veranlassen.«

Es gab also einen weiteren Weg zu dir.

---

19 Astrid Spemann-Schulz, 67 Jahre alt, teilte mit ihrem Mann die Liebe zur Familie und den Freunden, zu Literatur, Musik und Kunst und zur Gastfreundschaft. Sie lebt in Nürnberg.

»Ich möchte Ihnen bloß sagen, dass Ihr Mann intubiert ist. Sie werden auch verschiedene Geräusche im Hintergrund hören. Das soll Sie nicht irritieren, deshalb erwähne ich es vorher.«

»Ja, ich weiß das aus eigenem Erleben. Es ist in Ordnung für mich.«

Und dann warst du auch sichtbar da. Unverkennbar mein Mann, trotz Schläuchen in Mund und Nase, trotz Piepsgeräuschen im Hintergrund und geschlossener Augen. Ich wusste genau, wie sich dein Bart unter meinen Händen anfühlen würde, könnte ich sie an deine Wangen legen. Du erschienst mir ganz ruhig und gelassen und diese Ruhe spürte ich jetzt auch in mir. Was für ein Unterschied zu den letzten Tagen, in denen du mir überhaupt nicht mehr greifbar warst. Ich konnte dir sagen, dass ich von meinem Stuhl an unserem Esstisch im zehnten Stock aus das Dach des Klinikums sehen konnte, in dem du jetzt lagst. Dass wir alle immer von dir sprächen. Ich mit dir einschlafen und aufstehen würde und ich für dich betete, wie es viele unserer Freunde auch täten. Dein Bett sei frisch überzogen und warte auf dich.

Erstaunlicherweise erschienst du mir nicht mehr hilflos. Du hattest sehr viel Würde in diesem Schweigen des Komas. Nun waren wir wieder zu zweit in einer schweren Situation. Und wir hatten die Begleitung der Seelsorge. Dass du pflegerisch und ärztlich gut betreut wurdest, wussten wir – aber die Seelsorge war es, die unserer Familie diese Brücke zu dir baute. Dieses Gefühl des Willkommenseins, das der Seelsorger bei dir empfand, entsprach so sehr deiner Art zu leben. Gastfreundschaft war dir wichtig und es berührte mich tief, dass du auch jetzt noch diesen Eindruck vermitteln konntest und jemand bei dir war, der ein Gespür dafür hatte. An drei Tagen konnte ich dein Gesicht sehen, unverändert in seiner Ruhe.

Am Samstagmorgen – es war der vierte Tag des Komas – wieder ein Anruf.

»Ich bin Ärztin auf der Intensivstation. Es tut mir sehr leid. Wir hätten Ihren Mann so gerne gerettet. Er wird es nicht schaffen und es wird jetzt schnell gehen.«

Es war der Moment, in dem ich wusste – es ist nichts mehr verhandelbar. Es geht nur noch darum, wie ich das jetzt ertrage, erlebe, bestehe. Und wie du diese letzte Strecke gehst.

»Sie werden es nicht mehr rechtzeitig ins Klinikum schaffen. Wenn Sie wollen, dann stelle ich das Tablet noch einmal ans Bett Ihres Mannes. Dann können Sie ihm noch etwas sagen. Aber vielleicht lieber ohne Bild. Er hat sich äußerlich sehr verändert.«

Es war mir damals nicht klar, dass der Verzicht darauf, dich sehen zu können, eine nicht zu schließende Lücke in meinen Erinnerungen sein würde. Der Vorschlag dazu entsprang großer Rücksicht. Und ich war nicht in der Lage, anders zu entscheiden. Aber hätte ich bei dir sein können, dann hätte ich dich ja auch gesehen. Und meine Fantasie würde mir nicht seither Bilder vorgaukeln.

Nun stand die Verbindung. Ich hörte das Piepsen der Maschinen und die Beatmung. Jetzt waren wir noch einmal zusammen. Ich wusste, meine Stimme würde in diesem Raum sein. Sie würde dich einhüllen in eine Decke der Erinnerungen, der Dankbarkeit und der unverrückbaren großen Liebe. Sie konnte dir von unseren Kindern sprechen, unserer Familie, den Freunden und davon, wie viel wir miteinander gelacht hatten. Dass am Tag zuvor nun ich zum ersten Mal einen Weihnachtsbaum gekauft habe. Und – wie als Beschwörung deines

Heimkommens – einen riesigen Braten, den es geben sollte, wenn wir wieder alle zusammen wären.

Ich konnte dir erzählen, wie sehr wir dich vermissen würden und von meiner Überzeugung, dass du gut sterben würdest. Dass ich dich gehen lassen und wir uns wiedersehen würden. Irgendwann war alles gesagt. Kurz danach war Stille.

Den Zugang zu dir während deines Komas zu finden – wo lernt man das? Was bereitet einen vor auf diese Isolierung von dem vertrauten Umgang miteinander? Der Gedanke, dass dieser Umstand eintreten könnte, hat mich vielleicht einmal gestreift. Daraus resultiert aber kein Wissen darüber, wie diese Begegnung auf nur der eigenen Intuition vertrauende Weise stattfinden könnte. Für mich ist es das große und schöne Wunder dieser schweren Tage, dass der Silberfaden unserer Bindung aneinander wieder fühlbar wurde. Als ich erkannt und vor allem anerkannt habe, dass dein von mir so empfundenes »Nicht-mehr-da-sein« in Wirklichkeit ein »Auf-andere-Weise-da-sein« war, da lichtete sich der Nebel nochmal.

Ich bin sehr dankbar dafür, dass die Erinnerung an diese Zeit nicht nur dunkel und schwer ist. Es war mir möglich, dich gut auf deine letzte Reise zu schicken.

Die Erfahrung, dass ihr Mann, in der ihn so auszeichnenden Haltung, in dieser eigentlich erschreckenden Lage wahrgenommen wird, hatte die Ehefrau entlastet und ermutigt. Sie hatte neben dem Vertrauen in das Behandlungsteam nun auch die Gewissheit, dass er mit einem tieferen Anteil seiner Persönlichkeit wirksam ist.

Mit dem Einverständnis der Partnerin konnte der Inhalt des Gesprächs in der Übergabe auch mit dem Behandlungsteam geteilt werden. »Dann wissen wir jetzt etwas von ihm und grundsätzlich scheint er uns das auch zeigen zu können. Das schafft ein Stück Beziehung, die für uns die Versorgung des Patienten leichter macht.«

6 Zum Schluss

6.1 Vorsicht und Mut

Zuletzt bleibt die Frage nach einem Maßstab, mit dem wenigstens bruchstückhaft ein Erkennen von Resonanz beim Komapatienten möglich ist. Kann er uns hören, wahrnehmen oder gar etwas *machen* mit dem, was wir ihm kommunikativ anbieten? Ich kann diese Frage nicht beantworten. Meines Erachtens bleibt die Begegnung mit Menschen im Koma das, was *das Koma* auch ist: ein unsicheres Feld mit einem großen Kontrollverlust.

Die wiederholte strukturierte Anwendung der *Tiefenwahrnehmung* mit Hilfe der angebotenen Tabelle macht Erfahrungen mit einem Komapatienten möglich. Diese wirken sich in verschiedenen Richtungen stabilisierend und sinnstiftend aus.

An anderer Stelle wurde schon einmal von der *Amplifikation* gesprochen. Wenn ich nach einer noch so kleinen Resonanz beim Komapatienten suche, dann nutze ich das Hilfsmittel, das *Arnold Mindell* (2013) beschrieben hat. Ich achte auf alle für mich erkennbaren Resonanzen beim Komapatienten und wie er dadurch mit mir interagiert. Diese versuche ich zu verstärken *(zu amplifizieren)*, indem ich sie wiederholt benenne, sobald ich sie wahrnehme. Manchmal sage ich dabei auch: »Zeigen Sie das noch einmal«, und ich drücke meine Anteilnahme betont aus, wenn es so geschieht. Dazu achte ich auf Spannungsunterschiede der Haut, Veränderungen in der Mimik, Atemfrequenz und insbesondere in der Haltung oder im Ausdruck der Augen – gleichgültig, ob sie geöffnet oder geschlossen sind. Mit all dem – und noch vielem mehr – zeigt der Komapatient etwas von sich, das mit einer rein physischen oder biochemischen Interpretation zwar beschrieben, aber nicht umfänglich erfasst wird. Es heißt aber im Gegenzug auch nicht, dass es mit der Tiefenwahrnehmung umfassend einzuordnen wäre.

Um damit angemessen umzugehen, lasse ich solche Zeichen und Resonanzen auf mich wirken, spreche sie (unbedingt!) aus und achte darauf, ob sie dem vorsichtigen Beziehungsaufbau etwas mehr oder etwas weniger Boden geben. Dabei beobachte ich meinen Gefühlspegel, ob ich in einer Gelassenheit bleibe oder in eine Aufregung gerate, mit der *ich* etwas erreichen will. Es mag banal klingen, aber mein Pulsschlag ist – wie in wachen Kommunikationen – auch hier ein Gradmesser.

Koma wird retrospektiv vielfach als *Traum- oder Albtraumwelt* beschrieben. In solchen Zuständen gibt es nichts zu steuern. Alles geschieht. Wer sich auf Kommunikation mit Menschen in solchen Zuständen einlassen will, muss zum Geschehenlassen und Beobachten mehr als zum Definieren und Festlegen bereit sein. Um zu verstehen, was man dabei erlebt und erfährt, braucht es eine Struktur der

Verankerung der Erfahrungen. Dafür dienen Skizzieren, Reflexion, Vernetzung und Gespräch.

Angehörige fragen oft, ob der Mensch im Koma hören oder wahrnehmen kann und ob er etwas von sich zeigt und wie er das gemacht hat. Daher kann es für sie beruhigend und unterstützend sein, zu wissen, dass Mitarbeitende auf der Intensivstation diesen Fragen Raum geben. Wer Erfahrung in der Übung von Tiefenwahrnehmung bei Komapatienten hat, kann einen Schritt weiter gehen. Dann kann nämlich eine verbindliche Struktur und Fokussierung angeboten werden, auf der ein äquivalenter Austausch über (und mit!) dem Patienten möglich wird.

Abgesehen davon schafft es für die Angehörigen eine deutliche seelische Entlastung, zu wissen, dass man mit einer hohen Aufmerksamkeit auf den Patienten schaut. Das schafft eine tragende Atmosphäre, in der emotionale und empathische Entlastung möglich wird.

6.2 Praktische Hinweise

- *Tiefenwahrnehmung* ist kein medizinisches Werkzeug, sondern eine Haltung, die Interesse, Anteilnahme und Übung erfordert.
- Die beschriebene *Struktur* ist ein Übungsweg. Damit kann man arbeiten; vor allem aber kann man Erfahrungen machen, um eigene Kompetenzen in der Tiefenwahrnehmung zu entdecken.
Die Übung und Auseinandersetzung damit ist von größerem Wert für Einzelne und ein Team als der Anspruch, unbedingt damit zu arbeiten. Wer damit umgeht, wird andere Perspektiven entdecken, die in einem menschenzentrierten Arbeiten wertvoll sind. Ein Mensch ist mehr als seine physischen Werte.
- Üben Sie die Selbstwahrnehmung zu Hause oder an einem ruhigen Ort wiederholt. Sie ist die Grundlage, um sich aufmerksam und sensibel für Grenzbereiche der Kommunikation zu öffnen. Wer mit Meditation vertraut ist, wird sich leichter einfinden.
- Wählen Sie für den Arbeitsalltag einen Schritt aus der *Struktur* aus, für den Sie eine eigene Anwendungssicherheit verspüren. Wenn Sie damit gelingende Erfahrungen machen, üben Sie weitere *Schritte* ein und ergänzen.
- Sprechen Sie die Zeit für die Wahrnehmung und Kommunikation mit einem Komapatienten mit dem Behandlungsteam ab. So lassen sich Störungen vermeiden. Und wenn es anders kommt, dann ist das eben so …
- Nehmen Sie Schreibutensilien mit: Eine Kladde ist hilfreich, wenn man in einem kleinen Raum sitzend oder stehend schreibt. Man kann auch mit einem Diktiergerät arbeiten.
- Seien Sie mutig im Notieren und Aussprechen von Beobachtungen und Wahrnehmungen. Schrift und Sprache sind nicht nur ein Mittel zur Kommunikation zwischen Menschen, sondern auch eine Hilfe zur Erkundung. Im Formulieren

gebe ich dem Ahnen eine Form. Dann kann ich schauen, welche Resonanz sich zeigt.
- Üben Sie den Einsatz von Musik an sich selbst – oder lassen Sie es sein, wenn Sie dazu kein Verhältnis finden. Spüren Sie, wie bestimmte Musik wirkt. Nehmen Sie die richtige Tontechnik mit, z. B. Bluetooth-Lautsprecher.
- Nicht zuletzt: Lernen Sie von den Angehörigen, indem Sie ihnen aufmerksam zuhören. Sie haben eine große Herzenskompetenz, mit ihrem Patienten umzugehen. Aber sie brauchen oft standfeste, einfühlsame Unterstützung, weil die Rahmenbedingungen auf einer Intensivstation verstörend sind.

6 Zum Schluss

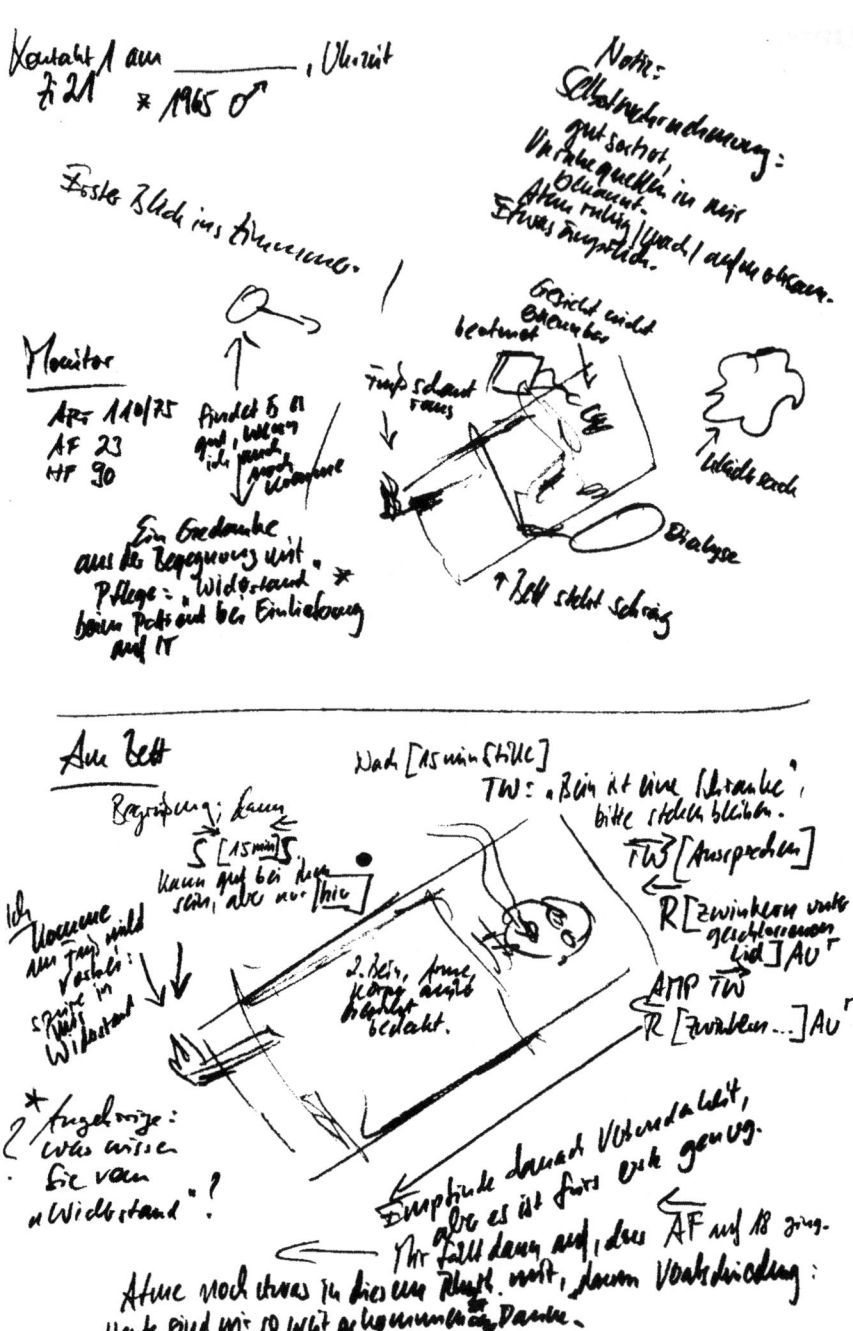

Protokollblatt eines Kontakts mit einem Komapatienten. Nach dem Besuch wird auf Grundlage der Notizen eine Reflexion erstellt.

Danksagung

Herzlichen Dank an die Mitarbeitenden der Intensivstation 10/2 im Klinikum Nürnberg, Campus Nord, und des Krankenhauses Martha-Maria Nürnberg für ihre Freundlichkeit und ihr großes Interesse.

Besonderer Dank an Dr. Arnim Geise, bereichsleitender Oberarzt der Intensivstation 10/2 im Klinikum Nürnberg, Campus Nord, für alle Unterstützung, Offenheit und die kritischen ebenso wie die wertschätzenden Gespräche; sowie an Ulrich Koch, pflegerischer Stationsleiter der Intensivstation im Krankenhaus Martha-Maria, der mit großer Feinfühligkeit und innerer Aufmerksamkeit Kontakt zu Komapatienten aufbaut und diesen für die Pflege nutzt. Und natürlich Danke an Klaus Eichenmüller, pflegerischer Leiter der Intensivstation 10/2. Er hat immer für gute Rahmenbedingungen gesorgt und Ermutigung gegeben, etwas zu wagen. Danke an Dr. Roland Heide, Oberarzt im Krankenhaus Martha-Maria, der mit *Struktur & Wahrnehmung* einen Leitgedanken formuliert hat.

Danke an das Projektteam »Struktur & Wahrnehmung«: Dr. Hans Moritz (Psychologie), Dr. Sebastian Freund (Psychologie), Claudio Ettl (Theologie & Philosophie), Maximilian Schlemmer (Systemische Therapie) und Anke Bay (Physiotherapie). Sie haben sich unzählige Stunden für Besuche bei Komapatienten, Protokollarbeit, Reflexion, gemeinsames Nachdenken und die Vorbereitung von zwei Konferenzen Zeit genommen.

Danke an Dr. Thomas Lanz (Neurologe) und Prof. Dr. Frank Erbguth für erhellende Gespräche über Wahrnehmung, Bewusstsein und Funktionalität des Gehirns.

Danke an Regine Hemmeter, die ihre jahrzehntelange Praxis als Fachpflegerin aufgeschlossen in vielen Gesprächen über gemeinsame Patienten eingebracht hat.

Danke an Astrid Spemann-Schulz, die ich als Angehörige zuerst telefonisch in der COVID-Pandemie kennengelernt habe. Danach folgten viele Begegnungen und ein tiefer Austausch über Phänomene der Wahrnehmung.

Nicht zuletzt großen Dank an die Patientinnen und Patienten und deren Angehörige, die uns vertraut haben und mit denen wir einen besonderen Weg gehen und dabei tief berührende Erfahrungen machen durften.

Vielen Dank an Yvonne für die Korrekturarbeit und die kompetente Beratung. Mit großer Freundlichkeit und Beharrlichkeit hat sie für Präzision in einem manchmal begrifflich schwer zu fassenden Feld gesorgt.

Danke an Peter Frör (ehemaliger Klinikseelsorger der Intensivstation in München/Großhadern), der mir zuerst den Weg zu Komapatienten geöffnet hat.

Zusatzmaterial zum Download

Zusatzmaterial

Das Online-Zusatzmaterial ist unter dem folgenden Link für Sie verfügbar:[20]

 https://dl.kohlhammer.de/978-3-17-044758-5

---

[20] Wichtiger urheberrechtlicher Hinweis: Alle zusätzlichen Materialien, die im Downloadbereich zur Verfügung gestellt werden, sind urheberrechtlich geschützt. Ihre Verwendung ist nur zum persönlichen und nichtgewerblichen Gebrauch erlaubt. Jede Verwendung außerhalb der engen Grenzen des Urheberrechts ist ohne Zustimmung des Verlags unzulässig und strafbar. Das gilt insbesondere für Vervielfältigungen, Übersetzungen, Mikroverfilmungen und für die Einspeicherung und Verarbeitung in elektronischen Systemen.

Literatur

Antonovsky A, Franke A (1997) Salutogenese: Zur Entmystifizierung der Gesundheit. Tübingen: Dgvt-Verlag.

BÄK (Hrsg.) (2022) Richtlinie gemäß § 16 Abs. 1 S. 1 Nr. 1 TPG für die Regeln zur Feststellung des Todes nach § 3 Abs. 1 S. 1 Nr. 2 TPG und die Verfahrensregeln zur Feststellung des endgültigen, nicht behebbaren Ausfalls der Gesamtfunktion des Großhirns, des Kleinhirns und des Hirnstamms nach § 3 Abs. 2 Nr. 2 TPG. Fünfte Fortschreibung vom 24.06.2022. Deutsches Ärzteblatt 119 (35–36): A-1487/B-1243. https://doi.org/10.3238/arztebl.2022.rl_hirnfunktionsausfall_02

Bauby J (1998) Schmetterling und Taucherglocke. Frankfurt: dtv.

Bókkon I, Mallick BN, Schiff ND (2013) Near death experiences: a multidisciplinary hypothesis. Front. Hum. Neurosci. 7. https://doi.org/10.3389/fnhum.2013.00533

Brown EN, Lydic R, Schiff ND (2010) General anesthesia, sleep and coma. N. Eng. J. Med 363: 2638–2650.

Degen R (2005) Verfügen kann Trügen. Gehirn und Geist 6: 69–70.

DIVI (2022) Kinder als Angehörige und Besuchende auf Intensivstationen, pädiatrischen Intensivstationen, IMC-Stationen und in Notaufnahmen: Empfehlungen für den Einbezug von minderjährigen Angehörigen in der Intensiv- und Notfallmedizin. (https://www.divi.de/component/edocman/221027-divi-empfehlung-kinder-als-besucher-auf-intensivstationen-gesamtversion-pdf/download, Zugriff am 06.09.2024)

Erbguth F (2005) Leserbrief. Gehirn und Geist 11: 6.

Erbguth F, Dietrich W (2013) Gibt es bewusste Wahrnehmung beim apallischen Syndrom? Akt. Neurol. 40: 424–432.

Giacino JT, Ashwal S, Childs N et al. (2002) The minimally conscious state: definition and diagnostic criteria. Neurology 58: 349–353.

Hühn S (2005) Traumreisen: Fantasiereisen zu Oasen der Stille. Darmstadt: Schirner.

James W (1890) The Principles of Psychology (Bde. 1–2). New York: Henry Holt.

Jennett B, Plum F (1972) Persistent vegetative state after brain damage: A syndrome in search of a name. Lancet 1(7753): 734–737. https://doi.org/10.1016/s0140-6736(72)90242-5

Keleman S (1994) Forme dein Selbst: Wie wir Erfahrungen verkörpern und umgestalten. München: Kösel.

Kretschmer E (1940) Das apallische Syndrom. Zschr. Ges. Neurol. Psychiat. 169: 576–579.

Laureys S, Celesia G, Cohadon F et al. (2010) Unresponsive wakefulness syndrome: a new name for the vegetative state or apallic syndrome. BMC Med. 8(68). https://doi.org/10.1186/1741-7015-8-68

Lawrence MM, Ramirez RP, Bauer PJ (2023) Communicating With Unconscious Patients: An Overview. Dimens. Crit. Care. Nurs. 42(1): 3–11. https://doi.org/10.1097/DCC.0000000000000561

Mindell A (2013) Schlüssel zum Erwachen: Menschen im Koma erreichen und ihnen beistehen. Ostfildern: Patmos.

Moody O, Zhang E, Vincent K et al. (2021) The Neural Circuits Underlying General Anesthesia and Sleep. Anesth. Analg. 132(5): 1254–1264. https://doi.org/10.1213/ANE.0000000000005361

Owen A (2017) Zwischenwelten. Ein Neurowissenschaftler erforscht die Grauzone zwischen Leben und Tod. München: Droemer.

Parnia S, Keshavarz Shirazi T, Patel J et al. (2023) AWAreness during REsuscitation – II: A multi-center study of consciousness and awareness in cardiac arrest. Resuscitation 191: 109903. https://doi.org/10.1016/j.resuscitation.2023.109903

Plum F, Posner JB (1966) The diagnosis of stupor and coma. Philadelphia: Davis Fa.

Röhner J, Schütz A (2020) Psychologie der Kommunikation. Berlin, Heidelberg: Springer. https://doi.org/10.1007/978-3-662-61338-2

Rundshagen I (2009) Intraoperative Wachheit. Anästh. Intensivmed. 50: 296–308.

Sonnenmoser M (2010) Sekundäre Traumatisierung: Mythos oder Realität? Dtsch Arztebl International 9(3): 117. https://www.aerzteblatt.de/archiv/68022/Sekundaere-Traumatisierung-Mythos-oder-Realitaet

Teasdale G, Jennett B (1974) Assessment of coma and impaired consciousness. A practical scale. Lancet 304(7872): 81–84. https://doi.org/10.1016/S0140-6736(74)91639-0

Watzlawick P, Beavin JH, Jackson DD (2017) Menschliche Kommunikation: Formen, Störungen, Paradoxien. Bern: Hogrefe.

WHO (2020) Constitution of the WHO. In: Basic documents (49. Ausg.). Geneva: World Health Organization.

Weiterführende Literatur

Bobert S (2010) Jesusgebet und neue Mystik: Grundlagen einer christlichen Mystagogik. Neumünster: buchwerft.
Funke D (2011) Ich – eine Illusion. Bewusstseinskonzepte in Psychoanalyse, Mystik und Neurowissenschaften. Gießen: Psychosozial.
Kagge E (2022) Stille. Ein Wegweiser. Berlin: Insel.
Kammerer T (2006) Traumland Intensivstation. Veränderte Bewusstseinszustände und Koma. Norderstedt.
Kammerer T (2019) Seelsorge auf der Intensivstation. In: Roser T (Hrsg.) Handbuch der Krankenhausseelsorge. Göttingen: Vandenhoeck & Ruprecht.
Keleman S (1987) Embodying Experience. Forming a Personal Life. Center Press, U.S.
Kiesewetter A (ohne Datum) Räume weiten. Musiktherapeutische Impressionen [CD]. Erhältlich im Eigenverlag über: annette.kiesewetter@gmx.de
Lommel P (2011) Endloses Bewusstsein. Neue medizinische Fakten zur Nahtoderfahrung. Ostfildern: Patmos.
Maslow A (1943) A Theory of Human Motivation. In: Psychological Review 50(4).
Maio G (2015) Den kranken Menschen verstehen. Freiburg: Herder.
Renz M (2010) Der Mensch als Wesen der Sehnsucht. Connected or Disconnected. Paderborn: Junfermann.
Rosa H (2019) Resonanz. Eine Soziologie der Weltbeziehung. Berlin: Suhrkamp.
Rosa H (2020) Unverfügbarkeit. Berlin: Suhrkamp.
Schleske M (2016) Herztöne. Lauschen auf den Klang des Lebens. Asslar: adeo.
Uexküll T, Geigges W, Plassmann R (2002) Integrierte Medizin. Modell und klinische Praxis. Stuttgart: Schattauer.
Van der Kolk B (2016) Verkörperter Schrecken. Traumaspuren im Gehirn, Geist und Körper und wie man sie heilen kann. Lichtenau: G.P. Probst.
Weizsäcker V (2009) Warum wird man krank? Ein Lesebuch. Berlin: Suhrkamp.
Wittwer H, Schäfer D, Frewer A (Hrsg.) (2020) Sterben und Tod. Ein interdisziplinäres Handbuch. Stuttgart: J.B. Metzler.

Stichwortverzeichnis

A

Amplifikation 75
Angehörige 55, 57, 61

B

Begrüßung 44
Bewusstseinszustand 19, 59
Bildgebendes Verfahren 36, 64

E

Entfremdung 18

F

Feinjustierung 36
fMRT 28, 32

G

Gesundheit 21
Grenzbereich 16, 22, 76

H

Hirntod 27, 28
Hoffnung 57, 72

I

Innere Bilder 53
Intensivstation 16, 18, 60

K

Kanäle 36
Kommunikation 21, 35, 36
Kommunikatives Geschehen 41
Komplementärer Aspekt 21, 53

L

Locked-in-Syndrom 27, 29

M

MCS 29
Musik 50, 51, 59

O

Objekthaftigkeit 16, 35
Ohnmacht 19, 25

P

Patientenwille 22, 58

R

Raumskizze 43
Resonanz 19, 33, 35, 45, 50

S

Schwelle 41
Selbstwirksamkeit 59, 68
Sichtbarkeit 35
Somagramm 46
Stabilisierung 59
Stille 40, 52

T

Team 58, 60
Tiefenwahrnehmung 15, 36, 67

U

UWS 29

Stichwortverzeichnis

W

Wachkoma 27, 28
Widerstand 43, 54, 68